D1562512

DEJE QUE LOS
ALIMENTOS
SEAN SU
MEDICINA

CAMBIOS DIETÉTICOS DEMOSTRADOS PARA PREVENIR O REVERTIR ENFERMEDADES

DON COLBERT, MD

WORTHY®
Latino

Edición en ingles - Biblioteca del Congreso Número de control: 2015952293

For foreign and subsidiary rights, contact rights@worthypublishing.com

Published in association with Ted Squires Agency, Nashville, Tennessee

978-1-68397-297-6 (Spanish Trade Paper)
978-1-61795-865-6 (English Trade Paper)

Cover Design: Tobias' Outerwear for Books | tobiasdesign.com
Digital Illustration: Steve Gardner, Pixelworks Studios, Inc. | shootpw.com
Author Photo: statimaging
Food Images: shutterstock.com | ifong; Nitr; Nattika; vipman; Sergiy Kuzmin; Zoom Team

Impreso en los Estados Unidos de América
18 19 20 21 22 LBM 9 8 7 6 5 4 3 2 1

A mis colegas quienes, como yo, se esfuerzan continuamente por llevar sanidad a quienes nos rodean. Es nuestra tarea no solo enseñar, tratar y consolar, sino también prevenir las enfermedades que causan tanto dolor y sufrimiento.

Picasso dijo una vez: "Solo deje para mañana aquello por lo que esté dispuesto a morir sin haberlo hecho".

Reto a todos los médicos a hacer algo más que tratar los síntomas. ¡Encuentren la raíz del problema y traten eso! Entonces podrán reposar su cabeza sobre la almohada en la noche y descansar con la seguridad de que sus pacientes están mejor verdaderamente porque usted es su médico.

ÍNDICE

"El médico del futuro no recetará ninguna medicina,
sino que interesará a sus pacientes en el cuidado del cuerpo humano,
en una dieta adecuada, y en la causa y la prevención
de las enfermedades".

—

Thomas Edison (1847–1931),
inventor de la bombilla incandescente, con más de mil patentes
por invenciones a su nombre

"Deje que los alimentos sean su medicina y la medicina sea su alimento".

—

Hipócrates

PREFACIO

USTED PODRÍA DECIR que he visto los resultados de este libro de primera mano. Y yo estaría de acuerdo con usted, pero también diría que los he vivido. Funciona, ¡y funciona bien!

Vi cómo Don lidiaba con su propia enfermedad con resultados asombrosos. A regañadientes, admitiré que le rogué incontables veces que dejara de buscar respuestas que parecían estar "fuera" de las realidades de las prácticas médicas aprobadas, pero estoy contenta de que persistiera. Lo que él ha aprendido es transformador.

No tenemos tiempo ni espacio en este libro para contarle todas las historias de personas cuyas vidas fueron cambiadas para bien debido a que sencillamente siguieron el régimen de salud que recomendó Don.

Hace unos años, observaba mientras Don le hablaba a una audiencia de más de dos mil personas. Enumeró la mayoría de las enfermedades comunes (por ej., artritis, diabetes tipo 2, enfermedades cardiacas, etc.) y después pasó a explicar cómo nuestro cuerpo suele desear los alimentos que alimentan nuestras enfermedades. No se enfocó en lo que no debían comer, sino más bien en lo que ocurre dentro del cuerpo cuando se ingieren los alimentos erróneos.

¡Nadie se fue de la sala! Estaban fascinados. Don estuvo respondiendo preguntas de izquierda a derecha hasta que finalmente terminaron. Había mucho interés por la salud cuando la gente se dio cuenta de lo que ocurría cuando comían ciertos alimentos.

Ahora, por primera vez, Don ha sacado esta información para que todo el mundo pueda tener acceso a ella. Está aquí. Lo único que tiene que hacer es tomarla y aplicarla.

Y lo que me encanta es que su enseñanza muestra a los lectores el *porqué* y el *cómo* y no es tan solo una aburrida lista de lo que se *debe* y *no se debe* hacer. Cuando uno ve los beneficios a corto y largo plazo de pasar a la acción hoy, ¡se ve atraído a hacer justamente eso! Abrirá sus ojos.

Pero permítame decirle dónde empieza todo. Comienza con el autocontrol, y solo puede conseguir eso practicándolo. Usted toma buenas decisiones de salud cada día. Cuando se siente a comer, pregúntese: ¿Estoy escogiendo alimentos que produzcan vida o alimentos que inviten a la enfermedad y la muerte?

Yo he tenido que hacer lo mismo. Todos tenemos que hacerlo. La salud que usted y yo queremos está a nuestro alcance. Sin embargo, exigirá que tomemos buenas decisiones para llegar a ella.

Yo puedo hacerlo, y usted también.

—*Mary Colbert*

INTRODUCCIÓN

USTED *AGARRA* UN RESFRIADO o la gripe, pero *desarrolla* una enfermedad de corazón, obesidad, diabetes (tipo 2), demencia, hipertensión, la mayoría de los cánceres, y más problemas de salud por las decisiones que usted toma con respecto a los alimentos.

Eso podría sonar a malas noticias, pero la buena noticia se está proclamando al mundo: se pueden tomar buenas decisiones alimentarias que controlan, curan o gestionan esas mismas enfermedades. Y las enfermedades no solo son tratables, ¡también se pueden prevenir!

A nivel práctico, es mucho más fácil prevenir el cáncer, Alzheimer, diabetes, ataques al corazón y demás que tratarlas, pero tenga la seguridad de que podemos hacer ambas cosas.

De eso habla este libro, de vivir un estilo de vida saludable que al mismo tiempo *trate* y *prevenga* la enfermedad. Y eso es vivir la vida al máximo. ¡Y *eso* es increíblemente emocionante!

A nivel de instintos, el nivel de la realidad, las personas son personas. Por lo general, hacen lo que quieren y no cambian el curso hasta el último momento posible. Está en la naturaleza humana, especialmente cuando se trata de los alimentos y la salud.

Tristemente, esa "naturaleza humana" se dirige a toda velocidad hacia el precipicio de una salud arruinada, enfermedades, muerte, pérdida financiera, dolor, familias rotas, sufrimiento y sueños sin cumplir.

Sin embargo, la gente *no* tiene que subirse al tren. Se pueden bajar en el momento que así lo deseen. Pero quizá nunca han oído que son libres para bajarse. No sé cuál es la razón que tienen para quedarse dentro, pero lo que sí sé es esto: cuanto más esperen, más difícil será.

Mi sugerencia es que se baje ahora mismo. Su salud y su libertad esperan, y eso es precisamente de lo que trata este libro.

Usted *puede* bajarse del tren.

Usted *puede* escoger la vida que quiere vivir.

Usted *puede* vencer.

Usted *puede* vencer su propia genética.

Este es un estilo de vida que produce vida. No es una dieta o una moda temporal. Se trata de la salud, la sanidad y la prevención, y de vivir para ver otro mañana.

¿QUÉ LE HACE ESTAR ENFERMO?

Si está buscando curar, controlar o tratar una enfermedad específica, entonces 1) lea la Sección Uno (capítulos 1-5) como la base de su pensamiento y planificación y después siéntase libre para 2) saltar al capítulo concreto en la Sección Dos (capítulos 6-12) que hable sobre su enfermedad.

Yo, por lo general, veo a los más enfermos entre los enfermos diariamente. Necesitan respuestas reales para enfermedades reales, y eso es lo que hago. Y las respuestas que necesitan de forma tan desesperada son algo más que recetarles medicamentos. Tratar los síntomas y no tratar el problema es una manera fácil de frustrarse.

Ahora bien, no estoy en contra de los medicamentos para necesidades a corto plazo. Gracias a Dios por los medicamentos, los antibióticos y más cosas que salvan muchas vidas, porque sin ellos podríamos estar muertos. Pero usted no debería comenzar con los medicamentos cada vez; le pueden ayudar verdaderamente, pero por lo general no son una respuesta o una cura.

Las respuestas se encuentran en los alimentos que comemos y en tratar el asunto central de la inflamación en el cuerpo. La inflamación es la raíz de la mayoría de las enfermedades crónicas, incluyendo enfermedades cardiovasculares, artritis, Alzheimer, Parkinson, la mayoría de los cánceres, enfermedades autoinmunes (como artritis reumática, lupus, EM, colitis, enfermedad de Crohn), y otras.

Elimine el aguijón, metafóricamente hablando, y el cuerpo se sana. Yo no tengo todas las respuestas, pero he ayudado a miles de pacientes a curar, gestionar y controlar su enfermedad, ¡y con grandes resultados!

Si usted, al igual que yo, quiere un estilo de vida saludable, eso incluye:

- vivir saludable ahora
- prevención de la enfermedad
- pérdida de peso
- tratar la raíz de un problema, no el síntoma
- un futuro más brillante

...¡entonces siga leyendo!

—Don Colbert, MD

DEJE QUE LOS ALIMENTOS SEAN SU MEDICINA

SECCIÓN UNO

En busca de respuestas

CAPÍTULO UNO

R

MI VIAJE

El Capítulo Uno marca el comienzo de la Sección Uno y la búsqueda de respuestas. Detalla mi propio viaje, cómo casi morí y cómo me vi forzado a ir por mi propio camino hacia la sanidad. Este es el mismo camino por el que dirijo a mis pacientes, ¡solo que ahora es más rápido y más barato! Este viaje es el fundamento de mi creencia en que la alimentación puede ser mi medicina ¡y mi medicina puede ser mi alimentación!

Don Colbert, MD

CAÍDO PERO NO ELIMINADO

NO ERA LA GRAN COSA. Era el año 1983, yo estaba en mi tercer año de medicina y estaba fuerte como un roble. Tuve que correr una carrera de cinco kilómetros (tres millas) en mi universidad como parte de nuestro programa de aptitud física.

El clima no era el mejor ese día. Hacía unos 32º C (90º F) y había mucha humedad. No era demasiado inusual para los veranos de Oklahoma, así que la carrera siguió adelante como se había planeado.

Si terminaba la carrera logrando un buen tiempo, me permitiría no volver a correr esa carrera hasta el año siguiente, y como estudiante de tercer año, no tenía mucho tiempo libre. Imaginé que seguiría de cerca a mi compañero de clase, ávido corredor, terminaría la carrera con una buena velocidad, y cerraría este asunto. No era la gran cosa.

Comenzó la carrera y dimos vueltas al estadio de béisbol muchas veces. En la última vuelta, a unos setenta y cinco metros de la línea de meta, algo me sucedió en las piernas. Comencé a tener problemas para respirar, y mi corazón comenzó a acelerarse más de lo que nunca lo había sentido. Mis piernas de repente comenzaron a dolerme muchísimo, a debilitarse, tenía dificultad para controlarlas, y literalmente me arrastré hasta la línea de meta.

Mary, mi esposa, estaba allí en la carrera ese día. Ella me dijo después "Parecía que tenías las piernas rotas o como si te hubiera atropellado un automóvil. Parecía que no controlabas tus piernas".

Cuando crucé esa línea de meta me caí al suelo, echando espuma por la boca, con el corazón latiendo con fuerza y sintiendo que me faltaba el aire. El entrenador me acercó a los aspersores y me empaparon de agua, pero eso no me ayudaba. Yo no lo sabía en ese entonces, pero los músculos de mis muslos habían experimentado un gran trauma debido a un golpe de calor. Literalmente, ¡los músculos de mis muslos ardieron! Eso liberó mioglobina (proteínas de los músculos) en mi flujo sanguíneo.

Al otro lado de la calle estaba el hospital Ciudad de la Fe. Me subieron a la parte trasera de un automóvil y me llevaron a urgencias. Todos los médicos y enfermeras estaban fuera mirando una gran tormenta que se aproximaba. Me echaron un vistazo y me llevaron al interior en silla de ruedas. Estaba totalmente empapado, pero no de sudor. Parecía que solo estaba sobrecalentado, pero el agua era de la ducha que me había dado mi entrenador con la manguera. Estaba caliente y seco por dentro. La enfermera me tomó la temperatura y llamó al médico a gritos… tenía 42º C (108º F) ¡y subiendo!

Ella sabía, igual que yo (aunque admito que no pensaba con mucha claridad en ese momento), que las temperaturas corporales de 41º C (107º F) o más producen daños celulares, y los órganos internos pueden cerrarse. Esto puede ser mortal.

Ella gritaba buscando al médico de urgencias. Yo tartamudeé: "Pongan vías intravenosas en ambos brazos".

Ellos lo hicieron, y me ocurrió la cosa más extraña. Cuando esos líquidos intravenosos comenzaron a entrar en mis venas, los poros de mi piel se abrieron y la transpiración salió a chorros como si fuera un sistema de riego en miniatura por todo mi cuerpo. Mary también lo vio. Dijo: "El agua salía disparada a unos tres centímetros (dos pulgadas) por todo tu cuerpo. Me llegó a asustar".

Finalmente, mis mini aspersores se cerraron y mi cuerpo comenzó a absorber los líquidos intravenosos. Los médicos pensaron que simplemente había hecho un ejercicio excesivo y como resultado había sufrido un agotamiento por calor, y por esa razón me enviaron a casa. Una vez en casa, al poco de llegar tuve que ir al baño. ¡Mi orina era del color del café!

¡En ese momento me preocupé mucho!

Fuimos de nuevo al hospital y esta vez me diagnosticaron un golpe de calor, una enorme rabdomiólisis y fallo renal agudo. Los músculos rotos de mis muslos liberaron la proteína muscular mioglobina, que era tóxica para mis riñones, y todo eso lo estaban intentando filtrar mis riñones, y de ahí el fallo renal agudo. Mis niveles de CPK (creatina fosfocinasa) que monitoreaban una enzima muscular eran los más altos que el personal médico había visto jamás.

Cuando los músculos se rompieron, mis piernas se hincharon, lo cual me causó un dolor extremo, y después los músculos se encogieron. Todo esto mientras el personal médico me mantenía con el máximo flujo de líquidos intravenosos para que mis riñones no se cerraran, pero mis piernas seguían encogiéndose cada vez más. Los que antes eran muslos musculosos ¡parecían más delgados que mis brazos! Como varón, eso era desalentador y embarazoso.

La apariencia, no obstante, no era el peor de lo problemas. Los médicos pensaban que no podría volver a caminar.

Tras hacer una biopsia de los músculos de mis muslos, donde tomaron una muestra del músculo de la pierna desde la capa de mi piel hasta el hueso, el reporte llegó unos días después. En vez de decírmelo directamente, hablaron primero con mi esposa Mary. "Nunca podrá volver a caminar", le explicaron. "Sus músculos están necrosados, o muertos, del todo… todas las capas, hasta el hueso".

Ella les dijo que no me lo dijeran en ese momento porque sabía que yo estaba en un lugar delicado emocionalmente, y ella sentía que una mala noticia destruiría mis esperanzas. Ella me dijo más adelante: "Tu personalidad es de tipo A, así que no me imaginaba verte en una silla de ruedas toda la vida".

Pero los médicos me lo dijeron igualmente. Mary estaba furiosa y les dijo: "¡Están todos despedidos!".

"Mary", argumenté yo, "tú no puedes despedirlos; ellos son mis profesores".

Eso era cierto. Como yo estaba en una universidad médica, mis médicos eran también mis maestros. Mary y yo discutimos y ella salió de la habitación dando un portazo. En el elevador, cuando se disponía a bajar, todo cambió.

"No solo estaba enojada con los médicos, sino que me estaba tambaleando por los múltiples golpes", explica Mary. "Desde una carrera que no era la gran cosa solo unos días atrás hasta un fallo renal agudo y que Don estuviera en silla de ruedas y después posiblemente no pudiera terminar la carrera de medicina, ¡todo se estaba desmoronando de forma muy rápida!".

Respirando hondo, comenzó a orar. "Fue entonces cuando oí la voz del Señor hablar claramente a mi corazón", dice ella. "En mi corazón, oí: 'Correrá y no se cansará; caminará y no se fatigará'".

Volvió a pulsar el botón del elevador para subir a mi planta y entró caminando con expresión resuelta en su rostro. Nos dijo a mí y a todos los demás en la sala: "El hombre ha dicho que no caminarás, pero Dios ha dicho que sí lo harás".

Eso hizo que mi fe y mi esperanza regresaran. Supe de algún modo que volvería a caminar de nuevo y que de algún modo terminaría la carrera de medicina. Siempre he dicho que la fe y la esperanza son vitales cuando las personas experimentan problemas de salud. Ahora era mi turno no solo de creer, sino también de vivirlo.

Finalmente, me dieron de alta del hospital. Me enviaron a casa en una silla de ruedas. Mis piernas eran extremadamente delgadas. Había muy poco músculo en mis huesos. Ni siquiera podía sostener mi propio peso y tenía que usar mis brazos y mi silla de ruedas para moverme.

Mientras meditaba en la palabra de fe, comencé a dar unos pocos pasos y después unos pocos más. Me dolía mucho, pero poco a poco comencé a caminar. Semanas después volví caminando al hospital. Todos los médicos y enfermeras aplaudieron y estaban asombrados. Habían dicho que nunca volvería a caminar, que el tejido estaba muerto; pero los músculos comenzaron a crecer y a sanar. Yo era, de forma literal, un milagro andante.

Tras terminar la carrera, me mudé al centro de Florida, donde comencé mi programa de residencia en práctica familiar, que era trabajar tres años con otros médicos antes de poder abrir mi propia consulta privada. Después en 1987, comencé mi propia consulta de medicina familiar.

EL ÚLTIMO PALITO

Tener mi propia consulta médica significó estar de guardia todas las noches, trabajar muy duro y tener que empezar a pagar mi préstamo universitario. También me había comprado un automóvil nuevo y una casa nueva, y abrí una consulta nueva.

Me encantaba la práctica de la medicina. Siempre quise ser médico, ayudar a la gente, y esta era mi oportunidad. Y lo mejor era que no estaba atado a una silla de ruedas. Estaba caminando y con salud. Era un sueño hecho realidad, y aunque era intenso, ¡lo estaba disfrutando mucho!

Como había estudiado nutrición y psicología mientras estudiaba medicina, me resultaba natural ayudar a mis pacientes con su salud, además de recetar medicamentos.

Perder peso era, y aún es, una gran necesidad entre muchos de mis pacientes. Daba muchas clases de consejos dietéticos a mis pacientes. Ellos entraban y yo les enseñaba cómo hacer la compra, cómo cocinar y cómo salir a comer a los restaurantes (usando los propios menús de los restaurantes) y a comer saludable. Incluso les acompañaba al supermercado y les enseñaba a elegir los alimentos de forma sana. Estábamos a finales de los años ochenta y estábamos teniendo un gran éxito con el programa de pérdida de peso.

Una vez por semana teníamos una reunión de grupo. Era una gran fuente de dar cuentas y de entrenamiento. Estábamos consiguiendo unos resultados magníficos, y la noticia se extendió rápidamente de boca en boca.

Una de mis pacientes con sobrepeso, que había seguido la dieta, tenía programada una cirugía de rodilla artroscópica. Le dije que dejara la dieta de antemano, pero decidió no hacerlo. No era muy importante, al ser una operación sencilla en un centro ambulatorio.

Tres días después de la operación de rodilla, mientras hacía un esfuerzo durante un movimiento intestinal, sufrió un gran derrame cerebral. Sobrevivió, y cuando salió del hospital, su esposo demandó al ortopedista, al hospital, al anestesiólogo… ¡y a mí!

Yo no sabía nada sobre demandas en ese entonces, pero ella me demandó para recibir una indemnización de medio millón de dólares, que era el límite de mi seguro de negligencia profesional. Solo llevaba un año con mi consulta, lo cual significaba que tenía gastos de personal, renta, costos de establecimiento, préstamo de estudios, mi propia hipoteca y un automóvil. Me enteré después de que la razón por la que me demandaron fue porque tenía una póliza de seguros estupenda.

Así que seguimos con toda rapidez. La consulta estaba tomando velocidad, y eso era lo que necesitábamos. Una reportera local me llamó y me pidió filmar lo que estaba haciendo con nuestro programa de pérdida de peso y entrevistarme.

¡Esto era una gran noticia! Todo el centro de Florida nos escucharía. Más alboroto y más conciencia; era perfecto.

La reportera llegó a nuestra reunión regular de pacientes; algunos habían perdido 10 kilos (20 libras), otros habían perdido hasta 35 kilos (70 libras). Ellos grababan mientras hablábamos de menús y también sobre los alimentos que podíamos pedir en los restaurantes. Después la reportera habló y dijo, mientras las cámaras grababan: "Háblenos sobre la paciente que estaba haciendo su dieta y que tuvo un derrame cerebral".

Se abrió el telón. ¡Fue entonces cuando supe que me habían tendido una trampa!

Resultó ser que el abogado de la paciente que sufrió el derrame era amigo de la reportera. Probablemente averiguó que la forma más rápida de atraparme era amenazar con sabotear mi consulta. No tenían caso contra mí, y él lo sabía, pero eso no le detuvo de mentir y engañar.

La amenaza estaba ahí: iban a darle un "seguimiento" a mi historia, más bien a publicar la historia de cómo me quedé sin consulta, si no hacía que mi compañía de seguros pagara la mala praxis. ¿Se imagina intentar desarrollar una consulta en una ciudad donde todo el mundo cree que usted casi mató a uno de sus pacientes? Eso podría realmente acabar con mi nueva consulta. Eso me cortaría por completo las piernas tras llevar tan solo un año ejerciendo.

Me habían traicionado. Le dije a Mary: "Lo voy a perder todo". No dormí durante días. Lidiaba con la depresión diariamente. Decir que estaba estresado sería suavizarlo mucho. Mi anterior golpe de calor casi destrozó los músculos de mis piernas, y ahora la demanda era un gran golpe emocional para mi alma.

Curiosamente, mi consulta realmente estaba creciendo durante ese periodo, pero yo sentía que todo estaba colgando de un hilo.

Finalmente llamé a un amigo que era abogado y le dije que resolviera el caso, y lo hicimos. No debería haberlo hecho nunca, y no lo haría hoy, pero quería acabar con ese asunto antes de que lo destruyera todo. Sabía que estar en las noticias sería malo, porque solo llevaba ejerciendo pocos años.

Fue descorazonador, pero la compañía de seguros pagó la injusta demanda y seguimos adelante. Mary fue un apoyo tremendo, pero ambos sentíamos el peso del aumento de la carga financiera añadida a nuestras vidas ya de por sí aceleradas y sobrecargadas.

Era libre. Tras dejar atrás el asunto legal, estaba listo para seguir avanzando. ¡Lo que no sabía era cuán lejos estaba realmente mi libertad!

RESULTADOS INESPERADOS

Era una mañana normal en Florida, casi un año después de la demanda, con el sol asomándose sobre los pinos. Tenía mucho trabajo que hacer en la consulta y ese día sería otro día ajetreado.

Bajé una pierna de la cama y eché un vistazo. ¡Tenía la pierna muy enrojecida! Mi brazo estaba igual de rojo. También mi otro brazo. Me apresuré a mirarme en el espejo del baño. Todo mi cuerpo, salvo mi cara, estaba cubierto de una erupción roja que me producía mucho picor.

Lo primero que pensé fue que era sarna. Me puse la loción para tratar la sarna, y después me lavé como está indicado, pero mi condición empeoró más. El picor era más intenso ¡y mi piel cada vez estaba más roja!

Durante semanas, probé todas las lociones que llegaban a mis manos. Nada funcionaba. Empecé a vestir camisas de manga larga y guantes de látex para no asustar a mis pacientes. ¿Quién quiere que le trate un médico enrojecido, con sarpullidos que parecían contagiosos?

> ## REVELACIÓN
>
> ¡Haría cualquier cosa por recuperar mi salud! La mayoría de nosotros también tenemos que llegar a este punto.

Finalmente, después de un mes, concerté una cita con un amigo que era un dermatólogo muy reconocido. ¡Necesitaba ayuda!

En la sala de examen, él me chequeó, después me miró por encima de sus lentes y dijo de forma rotunda: "Lamento decírtelo, Don, pero padeces la angustia de la soriasis".

Yo tartamudeé: "Pero eso es imposible. Yo siempre he estado bien y nadie de mi familia ha tenido soriasis".

Su seca respuesta fue: "No me importa lo que creas; aún así lo tienes".

Como no hay una cura para la soriasis, y mucho menos una píldora mágica, abrió su libreta y me mandó una receta para alquitrán de hulla. El alquitrán de hulla es un ungüento color naranja que huele como el asfalto. ¡No es un tratamiento muy amigable con los pacientes si lo lleva puesto un médico!

Me unté el ungüento naranja y regresé a trabajar. "¿A qué huele?", preguntaban mis pacientes extrañados.

Me picaba y me rascaba mientras explicaba a mis pacientes el porqué del hedor, pero mi frase de "pero no es contagioso" no ayudaba mucho. La manga larga y los guantes de látex se convirtieron en algo esencial. Me sentía miserablemente mal, y el ungüento naranja manchaba mi ropa, el automóvil, nuestras sábanas y nuestras toallas... ¡todo!

Es más, la piel se me pelaba, tanto que parecía una serpiente mudando la piel. En mi caso, era algo constante, de la cabeza a los pies, picores, rascarme y caída de la piel. Dicen que entre el 70-90% del polvo en el hogar está compuesto por células muertas de la piel. A mí me parecía que yo era el único responsable de esa estadística.

El picor y la erupción a veces eran insoportables. No hice fotos, pero si le pregunta a Mary, ella con gusto le diría lo malo que era mi aspecto. Me llamaban en casa "Picar y rascar".

Después de seis meses soportando esta locura, le dije al espejo de mi cuarto de baño: "Tiene que haber una manera mejor... ¡estoy seguro de que este no es mi futuro!".

Ciertamente esperaba que hubiera una respuesta... en algún lugar.

CAPÍTULO DOS

℞

MI VIAJE

El Capítulo Dos es mi momento "de revelación",
cuando mis ojos se abrieron a las inesperadas
propiedades sanadoras y dañinas de los alimentos.
También detalla mi búsqueda apasionada de
respuestas. Cuando uno está listo, como yo lo estaba,
para hacer cualquier cosa para volver a estar sano,
¡es cuando las cosas se ponen interesantes! Las
respuestas que finalmente encontré le sorprenderán
y le animarán.

Don Colbert, MD

DEJE QUE LOS ALIMENTOS SEAN SU MEDICINA

MI SORIASIS CONTINUABA CON TODA SU FUERZA, pero me di cuenta de que si me saltaba algunas comidas porque estaba ocupado, el picor era considerablemente menor. O si bebía solo agua o hierba de trigo en el desayuno, me picaba mucho menos. Incluso un baño en el océano, el agua salada, y la luz del sol parecían hacer disminuir la erupción y el picor.

Y por el contrario, cuando dormía menos o tenía más estrés de lo normal, la erupción y el picor aumentaban. También noté que cuando comía ciertos alimentos, la erupción empeoraba mucho. Después de un gran bistec o beicon, al día siguiente la erupción empeoraba. Me encantaban las gambas fritas y comía en esos lugares de buffet libre, pero al día siguiente, sentía que todo mi cuerpo era fuego.

BUSCANDO RESPUESTAS

Una parte del Juramento Hipocrático, que todos los médicos juran guardar, dice: "Intentaré prevenir la enfermedad siempre que pueda, pues la prevención es preferible a la curación". El Juramento Hipocrático original dice: "En cuanto pueda y sepa, usaré las reglas dietéticas en provecho de los enfermos y apartaré de ellos todo daño e injusticia".

¿Cómo podía haber prevenido mi soriasis? Me hice esta pregunta cientos de veces. Si había una respuesta, estaba decidido a encontrarla.

También fue Hipócrates quien dijo: "Deje que los alimentos sean su medicina y la medicina sea su alimento".

Si los alimentos deberían ser mi medicina y la medicina debería ser mi alimento, entonces quizá lo que comía o no comía podía tener algo que ver en el tratamiento de mi soriasis. Me lo preguntaba, pero no tenía respuestas.

Lo admito, tardé bastante en comenzar a conectar los puntos, pero si la dieta, el estilo de vida y la nutrición tenían algo que ver, lo averiguaría. Rascarme día y noche no era una decisión que me agradara. ¡Sencillamente tenía que encontrar respuestas! El ungüento de alquitrán de hulla apenas reducía el picor, pero no curaba en absoluto la erupción.

- Probé lociones y pociones, y los resultados fueron mínimos o inexistentes.
- Probé todo tipo de suplementos. Los mismos malos resultados.
- Licué, mezclé y me hice batidos de todo. Y los mismos resultados.

Parecía que nada iba a curarlo. Nada podía con ello. Pero muchas cosas lo inflamaban y lo empeoraban.

Como médico, he sido entrenado para tratar los síntomas, pero después de meses y años haciéndolo, realmente sentí que me estaba volviendo loco. Tenía que haber respuestas que trataran la raíz del problema, y no solo los síntomas.

¿Cuál era la raíz? ¿La respuesta tendría que ver con los alimentos?

Fue a comienzos del año 2000 cuando me topé con una dieta para la cistitis intersticial producida por la Asociación contra la Cistitis Intersticial. La cistitis intersticial también es conocida como "síndrome de vejiga dolorosa" y con ella se tiene presión en la vejiga y una dolorosa sensación de "ardor" al orinar, que va de media a severa.

Me intrigó saber que varias personas se estaban curando y que la cistitis intersticial se estaba controlando. Pero lo que más me interesó fue que el tratamiento que sugerían estaba enfocado en la dieta. En su folleto publicitario, la ACI enumeraba alimentos y bebidas a evitar que desencadenaban los síntomas dolorosos. Habían hecho un gran estudio, sin duda obteniendo opiniones reales de pacientes, para saber qué alimentos eran más propicios a aumentar la inflamación. Su enfoque recomendado era no tener prisa, aprender en el camino y eliminar e incorporar ciertos alimentos que son buenos o perjudiciales para usted.

Un órgano, la vejiga, estaba realmente alterada por ciertos alimentos.

Comencé a preguntarme: "¿Podrían ciertos alimentos afectar otras partes del cuerpo también, como mi piel?".

Desencadenantes… alimentos. Inflamación… un órgano. Un dolor… ¿alivio?

Sabía que los alimentos podían actuar como desencadenantes y provocar inflamación, pero ver que este mismo enfoque se estaba utilizando para tratar una dolencia concreta

> ## REVELACIÓN
>
> Tratar los síntomas no es lo mismo que tratar la raíz.

era muy alentador. Si funcionaba para esa dolencia, ¡entonces quizá funcionaría para otras enfermedades inflamatorias!

Si conseguía averiguar cuáles eran mis alimentos desencadenantes y descubrir lo que me provocaba la inflamación, ¿podría también finalmente curar mi soriasis? Esperaba que sí, porque no podía seguir viviendo de ese modo.

Claro, podía ser eliminado con dos bateos, pero el juego de la vida no se había terminado. Tendría otra oportunidad de batear, ¡y estaba decidido a hacer un jonrón! Iba a vencer esto… y no me iba a detener hasta conseguirlo.

La respuesta estaba relacionada con los alimentos y estaba

dispuesto a encontrarla, sin importar cuál fuera el costo, cuál fuera el tiempo y cuál fuera el compromiso.

BUSCANDO RESPUESTAS... EN EL CAMPO IZQUIERDO

Este fue el punto en el que realmente comenzó mi viaje. Buscar la respuesta para mi soriasis me dio un apetito insaciable de conocimiento. Exploré los rincones del planeta buscando el más mínimo rastro de información útil que pudiera ayudarme. Asistí a seminarios y estudié de la mano de médicos especializados en naturopatía, medicina natural, nutrición, quiropráctica, acupuntura, odontología biológica, homeopatía, psiquiatría, psicología, medicina de la energía, etc. Piense usted en un tema, y seguro que lo estudié.

Estaba enfocado en el "campo izquierdo", como muchos lo llamarían, hablando con cada experto que podía. Gasté miles de dólares viajando, tomando clases, asistiendo a eventos, yendo a seminarios y conferencias, reuniéndome con personas y comprando pociones, lociones y pastillas.

Atendía mi consulta los días laborables y los fines de semana me los pasaba casi todos viajando, estudiando y aprendiendo. Estaba rabiosamente hambriento, buscando mi propia cura. Si eso significaba salir de mi zona de comodidad, salir de mi área de experiencia, salir de mi entrenamiento, o salir de mi país, estaba dispuesto a hacerlo.

Mary, sin embargo, estaba muy preocupada por mí durante esta fase de búsqueda de respuesta. Ella escribe con bastante sinceridad:

Decir que estaba preocupada por Don es decirlo suavemente. Le dije muchas veces que iba a perder su licencia médica si seguía con su insaciable búsqueda de un remedio para su problema de soriasis.

¡Hablando del campo izquierdo! Estaba segura de que Don se estaba convirtiendo en uno de esos "matasanos" de los que todos hemos oído hablar. Yo vengo de un trasfondo muy tradicional, así que estaba segura sin ningún atisbo de duda de que mi marido se estaba volviendo loco. Iba a esas extrañas reuniones, hablaba con personas religiosas raras y se entrevistaba con incontables "locos" por lo natural.

Muchas veces, llamaba a mis amigas y miembros de la iglesia y les decía que orasen por Don. Si yo no podía conseguir que él entrara en razón, ¡esperaba que Dios sí pudiera!

Una vez, cuando estábamos en un pequeño restaurante en una aldea remota de Hawái, nos encontramos con un viejo y arrugado doctor acerca del que Don había estado leyendo. Yo salí de allí, decepcionada por el hecho de que Don no descansara y decepcionada porque desperdiciara su tiempo con unas personas tan chifladas.

Estaba a punto de abrir mi boca y orar cuando Dios de nuevo habló a mi corazón. Esta vez, me dijo muy firmemente: "Quítate de en medio. ¿No crees que yo amo a todos mis hijos? ¿Realmente crees que la American Medical Association (Asociación Médica Americana) es el único lugar de donde viene la salud? Don va a llevar sanidad a las naciones".

Eso captó mi atención, y cerré mi boca. Decidí hacer mi mejor esfuerzo por apoyar a mi esposo, porque estaba convencida de que iba por el camino correcto.

Mi formación médica no me daba las respuestas que estaba buscando. Gran parte de lo que los médicos aprenden después de la graduación se lo enseñan los representantes farmacéuticos, así que es realmente difícil culpar completamente a los médicos por eso. Ellos están sobrecargados y no tienen el tiempo, dinero o recursos para hacer lo que yo hice. Yo estaba motivado porque tenía un caso grave de soriasis, y era un capataz implacable.

No culpo a los médicos, pero sí culpo al sistema. Los médicos están tan ocupados tratando a pacientes, haciendo papeleo y tratando de averiguar cómo facturar sus servicios, y ya no hablemos de que les paguen a ellos, que tenemos que confiar en el entrenamiento médico del mundo farmacéutico. Ciertamente, eso es parecido a los tres cerditos que pedían al lobo consejos para construir la casa.

A nivel superficial, en nuestros supermercados y refrigeradores, nuestro conocimiento médico está aquí hoy y se va mañana. En un instante usted escucha que la margarina, las papas, los huevos, la mantequilla, lo desnatado, la proteína, el cerdo, diga usted otro, es bueno para usted, y al minuto oye que es malo. Yo he dicho durante décadas que el mercurio en el pescado era malo para nuestro cuerpo, pero me llamaban matasanos por decir tal cosa… sin embargo, ahora muchos médicos están diciendo lo mismo.

> ## IMAGÍNESE SI
>
> Los médicos tienen que seguir tomando clases cada dos años para reciclarse si quieren mantener su licencia. Imagínese si todos los médicos tomaran solo dos clases sobre salud preventiva. ¡Eso transformaría las cosas!

Practicar la medicina es realmente eso… ¡practicar!

Tristemente, sucede lo mismo con el mundo farmacéutico. Aunque los médicos no reciben mordidas por las ventas farmacéuticas, puede que sean responsables cuando unos años después de haber recomendado un nuevo fármaco, se descubre que tiene unos feos efectos secundarios.

Mary añade:

Al mirar atrás, me doy cuenta de lo mal que lo hice al desanimar a Don en su búsqueda de una buena salud. Hace unos años, estábamos con el Dr. Oz en el programa de televisión *Dr. Oz*, y señaló a Don y dijo a todo el grupo: "Este es el hombre. Está a punto de validar muchas de las cosas que yo he estado diciendo durante años". Por fortuna, en este tema, Don no se desanimó y continuó con su búsqueda de respuestas y no me escuchó.

Mi mente regresa continuamente a Oseas 4:6a, que dice claramente: "Mi pueblo fue destruido, porque le faltó conocimiento". ¿Y usted? ¿Y yo? ¿Nos falta el conocimiento en ciertas áreas que, como resultado, nos está afectando de forma negativa? ¡No cabe duda de que esto es aplicable a cada uno de nosotros!

Con toda honestidad, cuando se trataba de la soriasis que yo solía sufrir, diría que me sentía bastante "destruido" por falta de conocimiento.

ENCONTRANDO RESPUESTAS

Lentamente, comencé a juntar las piezas. Mirando atrás desde donde estaba con la soriasis, podía ver varios puntos clave. ¿Qué fue lo que me dijo el dermatólogo? Sus palabras exactas fueron que padecía la "angustia de la soriasis".

Era cierto. Pensaba que mi nueva consulta médica había terminado, destruida en su primer año por una frívola demanda que se llevó adelante de forma maliciosa y manipuladora. Y aunque yo no era culpable, me avergonzaba. ¡La culpa y la traición me hacían enojar solo de pensarlo! (Ahora ya no me molesta. Es parte de mi historia, pero en ese entonces era un tema que estaba muy en carne viva).

Así que sin duda había experimentado una angustia, pero ¿quién no? ¿Era mi cuerpo tan débil que no podía manejar a un gamberro y una pérdida económica?

Entonces me di cuenta… mi cuerpo *había* quedado debilitado por el golpe de calor esos años atrás. Los músculos de mis muslos se habían quemado y mis riñones casi fallaron del todo. Sin duda, algo había ocurrido en mi cuerpo que lo debilitó, y aparentemente eso me había preparado para el futuro.

Después llegó la angustia y mi cuerpo reaccionó, desarrollando la enfermedad autoinmune de la soriasis.

Por lo tanto, si mi cuerpo estaba debilitado por el golpe de calor y el trauma de la angustiosa demanda me había llevado al borde del precipicio, entonces ¿cuál fue el detonante que me empujó por él? El hecho de que me había caído no era una pregunta, ya que mi soriasis era mi evidente resultado final.

SALUD

Un trauma puede encender un interruptor en nuestro cuerpo que nos haga ser susceptibles a enfermedades autoinmunes.

Mi mente trabajaba horas extra, intentando unir todas las piezas. ¿Había algún alimento específico que fuera el detonante, el palito proverbial que pudo romper la espalda del camello?

Hablando con mi espejo una mañana, me pregunté: "Supongamos que es un alimento al que mi cuerpo ahora es sensible, casi como una reacción alérgica pero no exactamente, ¿qué alimento sería?".

Es más, si un órgano concreto (como la vejiga con la cistitis intersticial) podía ser afectado por ciertos alimentos, entonces seguro que mi soriasis podía ser afectada por ciertos alimentos.

Hice un análisis de sensibilidad alimentaria. Resultó que yo era muy sensible al gluten y a los pimientos (rojo, verde, jalapeño y cayena).

¡Pero comía eso todo el tiempo! ¡Todos los días! Consumía gluten en cada comida en forma de cereales o tostadas para desayunar, un sándwich de pavo para el almuerzo, y pasta o croutón o pan para cenar. En la consulta, comía pollo, arroz y frijoles con mucha salsa (que estaba cargada de pimiento). Ponía la salsa en mi arroz y frijoles, mojaba mi pollo en ella y después bebía cualquier rastro de salsa que hubiera quedado. Es saludable, ¡entonces por qué no!

¿Cómo podían esos alimentos hacer daño a mi cuerpo? ¡Nunca antes me habían afectado de ninguna forma!

Obviamente, el trauma de mi golpe de calor había dañado mi cuerpo, y después el trauma emocional, que fue la angustia de la demanda, había encendido un interruptor dentro de mí, desencadenando la enfermedad autoinmune de la soriasis. También sabía que la sensibilidad a los alimentos significaba inflamación. Cuando eres sensible a algo, por lo general te inflama por dentro.

Como eran el gluten y los pimientos los que causaban mi inflamación, supuse que mi intestino delgado (donde se absorben los alimentos en el cuerpo) estaba pagando el precio de eso.

Fue entonces cuando me hice análisis clínicos, los cuales revelaron que mi intestino delgado había aumentado la permeabilidad intestinal. Esto significaba que se habían producido agujeros microscópicos en la pared intestinal, lo cual básicamente permitía que las proteínas y péptidos de los alimentos que comía gotearan (a nivel microscópico) directamente hasta mi cuerpo.

Mi intestino delgado estaba inflamado y deteriorado, pero yo sabía que la piel era un reflejo natural del intestino delgado. Estaba inflamado por dentro, y mi piel estaba inflamada por fuera. El gluten y los pimientos eran los aguijones que habían inflamado mi intestino delgado.

> **FACTOIDE**
>
> Se nos olvida el 98% de lo que hemos oído en el plazo de un mes. Siéntase libre para usar un marcador fluorescente ¡y subrayar este libro!

En ese punto, la respuesta era obvia: ¡deshacerse del gluten y los pimientos cuanto antes!

¿Me curaría eso? No lo sabía, pero al menos sabía cuál iba a ser mi siguiente paso. Y volver a tener saludables mis intestinos ciertamente era un movimiento clave.

Inmediatamente dejé de comer gluten y pimientos. No fue fácil, pero si me aportaba algo de alivio, estaba dispuesto a hacerlo. Al saber que mi intestino estaba desequilibrado, también tomé probióticos, algunos suplementos para matar hongos y parásitos, orégano para matar las bacterias malas, y algunos nutrientes para reparar mi intestino delgado. (Ver "Apéndice D: Test Alcat" para saber cómo puede descubrir a qué alimentos reacciona su cuerpo y por qué).

En un plazo de unos tres o cuatro meses, ¡la soriasis había desaparecido!

¡No lo podía creer! Mary tampoco podía creerlo, pero estaba muy contenta por mí. Me había costado más de diez años y unos 750.000 dólares acabar con esto... ¡pero finalmente había vencido!

CAPÍTULO TRES

R̶x̶

SU VIAJE

El Capítulo Tres es donde esto se convierte en su viaje. A partir de este momento, se trata de que usted encuentre respuestas que mejoren su salud y prevengan futuras enfermedades. Imagine que tiene una dieta práctica que le permite resetear su sistema y deshacerse de los alimentos que le están causando inflamación. ¡Eso sí es hablar de un logro!

Don Colbert, MD

UNA VIDA ANTIINFLAMACIÓN

AL ELIMINAR LOS DOS ALIMENTOS que me causaban inflamación, el gluten y los pimientos, mi cuerpo fue capaz de sanarse.

¡Había recuperado mi vida! Fue un sentimiento tremendo, saber que podía ser libre del alquitrán de hulla con olor a asfalto y color naranja que solo trataba ligeramente mis síntomas, pero que no hacía absolutamente nada para tratar la raíz de mi soriasis.

La esperanza nació dentro de mí. Brotó, impregnando mi corazón y mi mente con la creencia de que había enfermedades concretas que se podían tratar a nivel de su raíz. Y si no se podían curar, por lo general se podían controlar. Tuve que preguntarme qué significaría eso para mí, para mis pacientes, ¡y para el mundo!

Efectivamente, mi mundo había cambiado. Mi nueva realidad me prohibía comer gluten y pimientos. ¿Podía vivir con estos nuevos parámetros? ¡Por supuesto! Había vuelto a vivir.

Es interesante que tras seis meses sin gluten ni pimientos, probé otros pimientos distintos y no tuve problemas. Unos días después, probé un poco más y no tuve efectos secundarios en absoluto. Seguí comiendo pimientos, pero aprendí a rotarlos cada pocos días. (La rotación es vital para los que reintroducen alimentos que antes eran inflamatorios). No como pimientos en cada comida y no me bebo la salsa como solía hacerlo, pero con moderación los pimientos ya no me caen mal.

No ocurrió lo mismo con el gluten. Hasta la fecha tengo que evitar el gluten. Me produce la erupción cutánea. A final de la década de 1990, cuando dejé de comer gluten, no había restaurantes que yo supiera que no incluyeran el gluten. Evitaba los panes, las galletas dulces y saladas, etc., pero descubrí que la mayoría de las salsas, jugos y aliños de ensaladas también contenían gluten. Tras tener erupciones inesperadamente muchas veces más, aprendí por las malas que muchos alimentos que creía que no contenían gluten en verdad sí lo tenían. Tengo que seguir mi dieta sin gluten con mucho cuidado, pero no soy celíaco. Los celíacos realmente pueden morir si siguen comiendo gluten. (Ver "Apéndice G: El gluten está en todas partes" al final del libro).

CÓMO ESTO NOS AFECTA A TODOS

Mirando atrás, mi búsqueda de una respuesta para mi soriasis me llevó por algunos caminos que no fueron muy útiles, mientras que otros caminos fueron extremadamente beneficiosos. A lo largo del proceso, puedo decir que al menos me estaba cayendo hacia delante.

Entonces, un día me choqué de frente con la piedra angular de la alimentación. Era tanto la respuesta como el problema, todo a la vez.

Aprendí mediante mi propia experiencia, y desde entonces lo he probado miles de veces con pacientes de todo el mundo, que la raíz de las enfermedades más comunes se debe a la inflamación que producen los alimentos que comemos.

¿Qué significó eso para mí? Significó sanidad cuando apliqué esta verdad a mi vida.

¿Qué significa para usted? Podría ser la diferencia entre la vida y la muerte, la salud y la enfermedad constante, la libertad y la esclavitud.

El hecho de que la sensibilidad a los alimentos produce inflamación es una realidad que por lo general y tarde o temprano nos afecta a la gran mayoría de nosotros. Supe que la dieta fue el factor que cambió las cosas para mí. Aun así, el desafío con el que luchaba era que a los médicos se nos enseña a tratar los síntomas con medicinas.

Imagine que alguien acude al médico con estos síntomas:

- hinchazón abdominal
- dolores de cabeza
- tos
- moqueo nasal
- no se siente del todo bien
- dolores de estómago
- diarrea
- urticaria

Sin duda, el médico sacará rápidamente su librito y le recetará una medicina para tratar los síntomas. Es interesante que esta es la lista exacta (según la autoridad alimentaria australiana NSW) de los síntomas más comunes de la intolerancia alimentaria.

En su forma más simple, la *intolerancia alimentaria* es cuando a nuestro cuerpo por lo general le falta alguna enzima para digerir un alimento. Ser "intolerante a la lactosa" es una de estas intolerancias de la que la gente habla todo el tiempo, y eso significa que al cuerpo le falta la enzima lactasa para digerir adecuadamente la leche de vaca. La lecha de almendra, de coco y de arroz son buenos sustitutos.

Algunos dicen que una *sensibilidad alimentaria* es una versión suavizada de la *intolerancia alimentaria* y que un alimento "no se pone de acuerdo" con su tracto gastrointestinal (GI). Puede que este sea el caso a un nivel superficial, pero los alimentos que causan inflamación por lo general están haciendo mucho más daño del que nos damos cuenta. Con sensibilidades alimentarias, la inflamación normalmente no aflora hasta horas o días después.

Un *alergia alimentaria*, por otro lado, es cuando el cuerpo reacciona con fuerza y por lo general inmediatamente a un alimento, produciendo hinchazón de labios a algunos, hinchazón de lengua, urticaria, eczemas o incluso anafilaxis. Normalmente se necesitan inhaladores, epinefrina, antihistamínicos y esteroides para revertir la reacción alérgica en este punto. Una reacción alérgica a los cacahuates es una alergia alimentaria común. Una alergia cada vez más común la vemos en personas celíacas (alérgicos al gluten).

Se podrían decir o explicar muchas más cosas sobre alergias e intolerancias alimentarias, pero nuestro enfoque aquí está en la sensibilidad a los alimentos. ¿Por qué? Porque creo que está causando muchos más problemas de salud a largo plazo que las alergias y las intolerancias alimentarias combinadas.

La inflamación es el resultado de las sensibilidades alimentarias, y la inflamación está en la raíz de casi todas las enfermedades crónicas.

LA INFLAMACIÓN LLAMA

La inflamación tiene una voz muy alta, y nos está advirtiendo que pasemos a la acción. Se nos ha entrenado, tanto a médicos como a pacientes, a apagar la alarma, a tratar los síntomas y no los problemas reales.

Eso no hace que desaparezca el problema.

Como quizá sepa, hay dos tipos de inflamación. La primera es la "buena". Es la inflamación precisa, como la que se produce en un dolor de garganta, cuando se clava una astilla, o al torcerse un tobillo. Su cuerpo inflama esa parte concreta de su cuerpo para tratar su problema. El factor clave es que es algo a corto plazo; el cuerpo envía glóbulos blancos, anticuerpos y otros mediadores inflamatorios a esa zona para luchar contra la enfermedad (por ej., amígdalas inflamadas) o bloquear la infección (por ej., una astilla).

El tipo de inflamación "mala" es una inflamación crónica y a largo plazo, incesante, y que invariablemente conduce a la enfermedad. Digamos que tiene una inflamación de las arterias y no es consciente de ello y/o no hace nada para detenerla. Piense en esto: ¡aproximadamente el 90% de todas las enfermedades cardiovasculares están causadas por la inflamación!

Cualquier sensibilidad alimentaria es una reacción inflamatoria, y cuando usted continúa comiendo alimentos a los que es sensible, eso finalmente le provoca síntomas asociados con la inflamación y puede llevarle finalmente a la enfermedad. Ignorar los resultados no producirá salud. Está haciendo exactamente lo contrario. Piense en esto:

- La inflamación crónica de las articulaciones causa artritis, y el 90% de los pacientes de artritis tienen osteoartritis (inflamación crónica de las rodillas, espalda, cuello o dedos de las manos).
- La inflamación del cerebro está asociada con la demencia, la enfermedad de Alzheimer, el autismo, la esquizofrenia y el trastorno bipolar.
- La inflamación en las arterias provoca la mayoría de las enfermedades cardiovasculares.
- La inflamación en los músculos causa fibromialgia.
- La inflamación en la piel produce eczemas y soriasis.

Mi soriasis, por ejemplo, nunca iba a desaparecer por sí sola. Mientras yo siguiera comiendo los dos alimentos clave (gluten y pimientos) a los que era sensible, lo cual producía directamente inflamación en mi tracto gastrointestinal, que a su vez producía la inflamación en mi piel, nada iba a cambiar.

Mi inflamación me estaba gritando, y sin embargo me tomó más de diez años responder a esa llamada. Por fortuna, nuestros cuerpos están hechos de tal forma que pueden sanar bastante rápido cuando eliminamos el "aguijón" que está causando la inflamación.

Sea cual sea el "aguijón" relacionado con su salud, apuesto a que la inflamación es parte de ello. Y estoy casi seguro de que si ignora la voz de la inflamación, ¿cree que remitirá la dolencia?

ELECCIONES SABIAS DE BEBIDAS

- Agua con limón o lima (puede añadirle estevia)
- Agua con gas
- Té (con estevia)
- Café (con estevia) y leche de coco o de almendra

Probablemente no. Claro y sencillo.

¿Puede vivir con su dolencia? Sí, probablemente, pero ¿por qué conformarse con sobrevivir cuando puede mejorar?

OTRAS PIEZAS DEL ROMPECABEZAS

He podido darme cuenta de que al tratar la enfermedad causada por la inflamación, a menudo hay otros factores que pueden tener algo que ver. En mi caso, el trauma de mi golpe de calor y la angustia de mi demanda fueron dos de tales factores.

Sería muy difícil demostrar que estos factores causaron la inflamación (por lo general es la comida lo que causa la inflamación), pero estos factores están conectados de una forma muy real con la enfermedad misma. Esto es lo que he descubierto:

En la mayoría de las enfermedades, por lo general hay un trauma emocional en algún lugar del pasado del paciente.

Verdaderamente, el mundo está lleno de personas enfermas y heridas. Todos estamos acostumbrados a ver las enfermedades que la gente lleva externamente, pero nuestras emociones juegan un papel muy importante en nuestra enfermedad y posterior salud.

Como hay otras piezas del rompecabezas, yo hago a mis pacientes más pruebas que la mayoría de los médicos. Primero los examino de forma convencional, y después hago varios análisis nutricionales y de laboratorio. También redacto un historial detallado y hago muchas preguntas para poder tener un cuadro preciso de sus hábitos alimenticios y de estilo de vida para poder saber por qué su salud es la que es.

Conectadas a estos otros factores (por ej., mi problema con la frívola demanda) hay terapias relacionadas que desempeñan su parte en el éxito de mis pacientes. Si hay dolor, entonces ciertamente hay que tratarlo. Pero a menos que esos dolores se traten adecuadamente, desempeñarán un papel negativo constante en las vidas de mis pacientes.

ELECCIONES MALAS DE BEBIDAS

- Refresco (un promedio de 0,35 litros (12 onzas) de soda contienen 10 cucharillas de azúcar)
- Café con leche
- Té dulce
- Alcohol
- Red Bull, Monster y otras bebidas energéticas
- Grandes vasos de jugo de fruta (límite 0,6 centilitros)

Hace varios años me reuní con un pastor que sufría de hipertensión. Tomaba tres medicinas distintas en un esfuerzo por controlar su descontrolada presión sanguínea. Lo que me sorprendió fue su aspecto exterior. Era de voz suave, sin nada de sobrepeso, conducía una Harley, tenía unos cincuenta años y era un tipo muy agradable. Sin lugar a dudas, no tenía aspecto de padecer eso.

Mientras estábamos en la ronda de nuestras preguntas preliminares (era un paciente nuevo), le pregunté: "¿Desde cuando padece hipertensión?".

"Desde hace cinco o seis años", respondió.

Yo continué: "¿Puede hablarme de ello?".

Sus orejas se enrojecieron de inmediato. Yo sabía que él tendría una fuerte reacción a lo que fuera a decir. Las orejas rojas también son síntomas de eso. Su presión comenzó a subir.

Comenzó a contarme su historia. Tenía que ver con una traición (alguien llegó y se llevó a la mitad de su congregación) y pérdida (finalmente él perdió el edificio de la iglesia). Mientras más hablaba, más rojo se ponía. Comprobé su presión arterial y era extremadamente elevada a pesar de estar bajo la medicación. Pasó de la ira a la hostilidad, y la hostilidad estaba disparando su presión sanguínea. ¡Eso sí que son emociones contenidas!

Le realicé nuestra terapia de resolución de traumas y terapia del perdón, y durante ese tiempo dio uno de los gritos más espeluznantes que jamás había oído. Oramos y él se lo entregó al Señor. Cuando terminó de orar, se desplomó. Revisé su presión arterial, y era totalmente normal. En los meses que siguieron, pudimos eliminarle dos de sus medicamentos para la hipertensión. Él hervía de ira y hostilidad, lo cual era una configuración perfecta para un ataque al corazón. Nuestra terapia de perdón y resolución de traumas fueron dos piezas de su rompecabezas, una parte muy importante, porque él tenía un dolor que ningún medicamento podía curar.

En caso de que se lo pregunte, tuve que practicar mi propia medicina y trabajar en el proceso de perdonar a la mujer que me demandó, a su abogado y a la reportera. Tuve que tratar el trauma para que cada vez que llegara el correo, no me diera un vuelco el corazón por la posibilidad de recibir otra demanda. Ya lo he superado, y puedo hablar de ello. Es parte de mi propia historia.

¿El tiempo sana todas las heridas? No, contrariamente a lo que la gente pudiera desear, el tiempo *no* sana. La mayoría de las personas, en este mismo instante, llevan consigo traumas de eventos que ocurrieron hace décadas. He visto a pacientes que están tan llenos de ira y resentimiento, dolor y rabia, que uno pensaría que acaban de recibir la herida… ¡cuando te dicen que sucedió cincuenta años atrás!

¿Cómo puede ser *eso* bueno para su cuerpo?

Una persona con una enfermedad cardiaca siente que está a un paso de la muerte. Temor, ira y hostilidad pueden desencadenar ataques al corazón. A nivel práctico, no tiene que hacer una montaña de un grano de arena. Practique el perdón y suéltelo. ¡No vale la pena morir de amargura!

Si está gastando diez dólares de energía por un problema que vale dos centavos, está estresando sus arterias. En vez de explotar o implosionar, suéltelo. Las emociones como hostilidad, frustración e irritabilidad están todas ellas relacionadas con la ira de alguna forma, y eso por lo general conduce a una enfermedad cardiaca. ¡Sencillamente suéltelo!

Mantenga su resentimiento desatendido y verá cómo aumentan en la población el TOC (trastorno obsesivo compulsivo), TEPT (trastorno de estrés postraumático), depresión, hipertensión, reducción de la función inmune, enfermedad cardiaca, cáncer y enfermedades autoinmunes… ¡exactamente lo que vemos hoy!

Un gran trauma, ya sea físico (como mi golpe de calor) o relacionado (como la trágica muerte de un ser querido) puede causar también mucho dolor interno y finalmente la enfermedad. Parte de lo que hago, además de la terapia de perdón, es ayudar a eliminar los traumas que plagan a mis pacientes. Esta terapia de resolución de traumas puede desempeñar un papel importante en preparar el escenario para, finalmente, tener salud física.

Incluso podemos romper el antojo por ciertos alimentos. Cuando terminamos, por lo general les disgustan los alimentos que minutos antes deseaban.

Pero el enfoque de este libro es la dieta y la salud. Mi consejo es que trate con su pasado. Resuelva el trauma. Perdone. Avance. No, no es instantáneo. Llevará tiempo, ¡pero vale la pena!

No sé lo que le ocurrió a la señora que me demandó, pero eso en realidad no importa. Soy libre del enojo y el rencor. Mi punto es que tenemos que dejar que quienes nos han herido cosechen las recompensas de sus propias decisiones en la vida. Usted debe decidir ser libre, ¡porque en esa decisión hay vida, restauración y salud!

Volviendo al tema de la inflamación… Si se está preguntando si sufre inflamación por los alimentos que consume, yo diría que la respuesta por lo general es un "¡Sí!" contundente.

Eso no significa que pueda verlo o incluso sentirlo. Recuerde: la meta final es la salud *y* la prevención. Ese es el viaje en el que nos encontramos.

EN BUSCA DE UNA DIETA ANTIINFLAMATORIA

Cuando estaba haciendo mi residencia, trabajé en centros de pérdida de peso los fines de semana. Ayudaba a la gente a perder peso, pero por lo general volvían a recuperarlo. Muchas dietas y modas iban y venían.

Fue durante esa época cuando conocí por primera vez al Dr. Atkins (de la Dieta Atkins). Él era un "gurú" de la dieta en aquel entonces, pero tristemente murió en 2003 de una caída en una acera nevada de la ciudad de Nueva York. Hasta hoy mismo existe el debate sobre si su historial de ataque de corazón, fallo cardiaco congestivo e hipertensión estaba relacionado con su dieta o no. Tuve que preguntarme si esas excesivas proteínas animales y grasas fueron responsables en gran parte de su enfermedad cardiaca.

Yo no lo sabía en ese entonces, pero lo que necesitaba cuando tenía la soriasis en todo su apogeo y sin detectar era una dieta antiinflamatoria. Eso tiene sentido ahora, pero tardé años en asimilar el concepto. Y si una dieta antiinflamatoria me hubiera ayudado, también habría sido de gran beneficio para mis pacientes.

Con el tiempo, por los estudios, análisis, test de prueba y error, la experiencia y dar seguimiento a mis propios pacientes, aprendí que una persona que sigue una dieta antiinflamatoria debe:

- eliminar los azúcares y dulces, o incluirlos muy poco
- comer solo pequeñas cantidades de carne: 3-6 onzas o 85-170 gramos una/dos veces al día (3-4 onzas o 85-110 gramos para las mujeres y 3-6 onzas o 85-170 gramos para los hombres)
- Limitar la carne roja a 3-6 onzas o 85-170 gramos una/dos veces por semana, o eliminarla por completo
- seguir un dieta basada principalmente en plantas
- eliminar las carnes procesadas (perritos calientes, salami, salchicha agria, beicon, chorizo, etc.)
- incluir almidones saludables con un bajo valor glucémico, como avena, quinoa, frijoles, guisantes, lentejas, batata, etc.
- evitar los fritos
- limitar, evitar o rotar cada cuatro días: cerdo, cordero y gambas, cangrejo, langosta u otros mariscos.
- incluir grasas saludables de nueces de macadamia, anacardos, nueces, almendras, aceite de oliva virgen extra y aguacates
- minimizar la ingesta de grasas omega-6 (aceite de maíz, aceite

de cártamo, aceite de girasol, aceite de semilla de algodón, aceite de soja)

- incluir salmón salvaje (probablemente el mejor alimento antiinflamatorio del planeta) y otros pescados salvajes con bajo mercurio
- eliminar las grasas trans o grasas hidrogenadas
- incluir aceite de oliva virgen extra
- eliminar, limitar o rotar cada cuatro días los cereales (usar legumbres: frijoles, guisantes, lentejas)
- alcanzar un peso corporal saludable porque la obesidad está relacionada con la mayoría de las enfermedades de hoy
- minimizar las solanáceas (pimientos, tomates, patatas, pimentón, berenjena) o rotar cada cuatro días
- poder mejorar, o controlar, la diabetes tipo 2
- incluir el ejercicio cinco días por semana y equilibrar sus hormonas
- lidiar con el estrés
- incluir más horas de sueño
- eliminar o limitar los alimentos transgénicos (principalmente soja, maíz, aceite de colza y aceite de semilla de algodón)

Me di cuenta de que mientras más estudiaba, modificaba y revisaba esta lista de antiinflamatorios, más veía el comienzo de un estilo de vida saludable que trata y previene la mayoría de las enfermedades.

Eso es algo que me emocionaba, algo que liberaría a muchas personas. Imagínese cuántas familias enteras, poblaciones, estados e incluso países podrían ser impactados. Cuando una sola enfermedad crónica se dice que tiene el potencial de provocar la bancarrota en el sistema de salud Medicare de los Estados Unidos en los años venideros, los beneficios económicos de poder controlar esa sola enfermedad, ya no digamos curarla, sería descomunal.

Pero exigirá que cambiemos.

Asistí a un seminario hace años con Mary en un gran hotel. En ese evento había una sección de buffet enorme con frutas, salmón, uvas, verduras, melones, cereales, avena, etc. En el otro lado de la sala había montañas de beicon, salchichas, salsas, tortitas, rosquillas, pasteles, etc. Observábamos mientras la gente se ponía en fila para comer. Las personas alertas, activas, enérgicas y saludables estaban en la fila para los alimentos vivos, mientras que las personas que parecían cansadas, encorvadas, con aspecto de amargura y sin brío en su caminar estaban alineados en la fila para la comida muerta. Era asombroso verlo.

> **FACTOIDE**
>
> La inflamación es la raíz de la mayoría de las enfermedades crónicas.

Tristemente, la mayoría de los alimentos muertos son muy inflamatorios. Y todo se trata de las decisiones alimentarias que tomamos. Sin lugar a duda, debemos procurar lo que nos aporta salud y nos ayuda a evitar la enfermedad. La salud es la meta ideal a largo plazo.

Lo que yo necesitaba era una dieta antiinflamatoria que rompiera el ciclo. Tenía que ser una dieta que la mayoría de los pacientes pudieran usar como punto de inicio fundamental para una mejor salud. Tenía que ser tanto informativa como práctica.

Basándome en lo que he descubierto tras décadas de consulta médica, investigación, estudio y servir a miles de pacientes, estos son los componentes clave de la dieta antiinflamatoria.

LA DIETA ANTIINFLAMATORIA

1. Todas las verduras servidas tres veces al día y más si es posible
    a. Al vapor, salteadas, cocinadas a fuego bajo o en crudo
    b. Sopas de verduras, sin crema de base. Son mejores hechas en casa y puede añadirle alguna carne orgánica.

2. Carnes: 3-4 onzas o 85-110 gr. una/dos veces al día para las mujeres, 3-6 onzas o 85-170 gramos una/dos veces al día para los hombres.

   a. Pavo (sin piel), pollo de corral (sin piel, carne blanca), o huevos (orgánicos o de granja con omega-3 también)

   b. A la plancha, haga los filetes finos, marinados en vino tinto, jugo de granada, jugo de cereza o salsa curry, y elimine todo lo quemado de la carne

   c. Huevos una/dos veces por semana, solo una yema y 2-3 claras

   d. Evite la carne roja o minimice hasta 3-6 onzas o 85-170 gramos una o dos veces por semana

3. Pescado bajo en mercurio (ver Apéndice D para los niveles del mercurio del pescado)

4. Fruta: al menos dos veces al día

   a. Bayas, manzanas Granny Smith, limón y lima tienen bajo glucémico

   b. Se pueden comer todas las frutas, pero evite el sirope de fruta y minimice la fruta deshidratada y el jugo de fruta

5. Frijoles, guisantes, lentejas (y otras legumbres), humus, ½ - 2 tazas diariamente, preferiblemente antes de las comidas

   a. Sopa de frijoles, frijoles negros, lentejas, etc., antes de comer y cenar

6. Frutos secos crudos: almendras, avellanas, pacanas, anacardos, nueces, nueces de macadamia (al menos un puñado al día)

7. Ensaladas con aceite de oliva virgen extra y vinagre (puede usar menos aceite de oliva y más vinagre si está intentando perder peso); comience con una gran ensalada en la comida y la cena (sin croutóns de pan)

8. Lácteos: lácteos desnatados sin azúcar, como yogurt griego, queso cottage desnatado

9. Almidones: batatas, boniato, arroz integral, pan de mijo, pasta

de arroz integral (úsela con moderación si escoge almidones y como mucho una ración por comida, y limite el tamaño a una pelota de tenis para las mujeres y una/dos pelotas de tenis para los hombres), y minimice o evite el maíz a menos que sea no transgénico y no esté procesado. Minimice o evite el gluten, pero puede usar pan germinado (el pan de Ezequiel 4:9)

10. Aceites: 2-4 cucharas soperas de aceite de oliva virgen extra diariamente (puede ponerlo en ensaladas) y puede usar más si no tiene sobrepeso ni obesidad

11. Vinagre (cualquier tipo): 2-4 cucharas soperas o más diariamente o como desee.

12. Bebidas:
    a. Agua mineral o agua con gas (puede añadir limón o lima)
    b. Té verde, negro, blanco (puede añadir limón o lima) con estevia
    c. Café con leche de coco y estevia (si lo desea)
    d. Leche de coco desnatada o leche de almendras en lugar de leche de vaca
    e. Jugo de granada: 2 onzas o 0,6 centilitros diariamente
    f. Nada de azúcar (use estevia o lohan (fruta del monje) guo o eritritol para endulzar)
    g. Nada de crema (use leche de coco desnatada)

13. Evite:
    a. Todo el gluten (trigo, cebada, centeno, espelta, pasta, galletas saladas, bagels, pretzels, la mayoría de los cereales, etc.; ver Apéndice F: El gluten está en todas partes)
    b. Carnes orgánicas si es obeso o sufre enfermedades crónicas
    c. Azúcar
    d. Todos los alimentos fritos
    e. Todos los alimentos procesados
    f. Alimentos de alto glucémico: arroz blanco, puré de papas instantáneo, etc.

g. Alimentos transgénicos, como la mayoría de los maíces, soja, aceite de colza y aceite de semillas de algodón

h. Carnes inflamatorias como marisco, cerdo, cordero, ternera y carnes rojas (evite por completo o rote cada 4 días o más, y limite la cantidad a 3-6 onzas o 85-170 gramos)

14. Rote verduras y carnes cada cuatro días (no coma los mismos alimentos todos los días), por ejemplo, el día 1 coma pollo; día 2, pavo; día 3, salmón; etc.

15. Orgánicos: Escoja lo orgánico todo lo posible, pero sigue siendo una dieta saludable aunque no pueda conseguir los productos orgánicos. Con un cuerpo saludable, comer alimentos que no sean orgánicos está bien. (Véase Apéndice B: Los Quince limpios [producción con muy pocos pesticidas] y los Doce Sucios [producción con residuos de pesticidas más elevados]).

He visto a cientos de pacientes durante los años hacer esta dieta antiinflamatoria, y los resultados han sido sorprendentes. Pero no es realmente nada más que eliminar los alimentos que son fuentes de inflamación y después dejar que el cuerpo se recupere, algo parecido a cuando reinicia una computadora.

No hace mucho, una madre llamó y concertó una cita para que yo viera a su hija de seis años con autismo. La cita más cercana era en dos meses, y antes de terminar la llamada, la madre me preguntó: "¿Hay algo que pueda hacer para prepararme para la visita?".

Sabiendo que le presentaría esta dieta antiinflamatoria, pero solo después de hacer las revisiones y análisis que hago, le

> **FACTOIDE**
>
> Las enfermedades están relacionadas con nuestras dietas. He descubierto que siempre tiene que ver con la comida.

dije a mi enfermera que le dijera a la madre que comenzara eliminando solo dos cosas de la dieta de su hija: el trigo y los lácteos.

Cuando finalmente les vi en su cita acordada, la madre de la paciente estaba eufórica. Cuando se calmó, me explicó: "¡Mi hija ya está mejor al menos en un 50 por ciento!".

Su hija ya estaba experimentando al menos un 50 por ciento de mejoría, y técnicamente ni siquiera habían comenzado aún la dieta antiinflamatoria.

No está mal… ¡nada mal!

CAPÍTULO CUATRO

R⳹

SU VIAJE

El Capítulo Cuatro bosqueja la súper saludable Dieta Mediterránea. Descubrirá varios ingredientes crudos que podrían haber estado afectando negativamente a su salud, y por qué. Desde ahí avanzamos hacia la que considero que es la mejor dieta antiinflamatoria del mundo. Este es el futuro, ¡su futuro! del que estamos hablando. ¡Es emocionante!

Don Colbert, MD

LA MEJOR DIETA PARA LA SALUD Y LA PREVENCIÓN DE LA ENFERMEDAD

A PRINCIPIOS DE LA DÉCADA de 1990 cuando Bob vino a verme, solo tenía cuarenta y cinco años, pero ya tenía un historial de hipertensión, elevados triglicéridos, el colesterol alto, diabetes tipo 2 y obesidad. Medía 1,72 metros de altura (5'8") y pesaba 124 kilos (275 libras). Estaba tomando medicación para cada uno de sus problemas de salud.

Le encantaba tomar café con rosquillas para desayunar, hamburguesa con papas fritas y un refresco para comer, y una pizza grande o burrito para cenar, con un gran bol de helado antes de irse a la cama.

Un día, recibí una llamada desde urgencias en un hospital local. Bob acababa de sufrir un gran ataque al corazón.

Cuando le dieron el alta, hablamos más y decidió que no valía la pena morir por ningún alimento. Tenía dos hijos adolescentes y una hija pequeña y quería estar a su lado cuando crecieran, se graduaran del instituto y la universidad, y cuando se casaran.

Trabajé con él en su dieta, parte de la cual incluía eliminar el azúcar, las hamburguesas, pizzas, helados y toda la comida rápida. También comenzó a hacer ejercicio. En total, ¡perdió 45 kilos (100 libras) ese año! Cuando llegó a los 80 kilos (175 libras), ya no tomaba ningún medicamento.

Bob fue un gran ejemplo de lo que cada paciente necesita: una dieta como estilo de vida saludable a largo plazo. El efecto yoyo de intentar una dieta, perder peso y volver a recuperar el peso perdido, y después intentar otra dieta, raras veces es eficaz a largo plazo, ya no digamos nada de que la dieta en sí puede que no sea saludable. Una dieta alta en proteína animal, o lácteos, o trigo, o incluso verduras (si es sensible a estos alimentos) no será necesariamente buena para su cuerpo. Volvemos de nuevo a la inflamación que todos tenemos que evitar o minimizar.

Lo que necesitamos es un estilo de vida de comer las cosas antiinflamatorias y buenas para la salud a largo plazo y la prevención de la enfermedad. Esa sería una dieta que merecería la pena mantener.

Como usted, yo veo dietas que van y vienen. Algunas de ellas son extrañas, otras no son saludables y algunas son directamente peligrosas. Muchas, no obstante, son un buen paso en la dirección correcta.

Pero aun así, yo necesitaba una dieta saludable que verdaderamente aportara salud a mis pacientes y que ellos pudieran hacer a largo plazo durante el resto de sus vidas. Tratar y volver a tratar los síntomas nunca puede ser la respuesta. Los alimentos antiinflamatorios eran, y son, el fundamento de su sanidad.

La mejor dieta que encontré (en la década de 1990 y comienzos del 2000) fue la Dieta Mediterránea. He estudiado todas las demás dietas, pero incluso la Dieta Mediterránea no es enteramente antiinflamatoria. Explicaré esto después, pero primero tenemos que entender lo que hace que la Dieta Mediterránea sea tan eficaz.

LA DIETA MEDITERRÁNEA

La Dieta Mediterránea, como la típica pirámide de la "salud" que produce el USDA (Departamento de Agricultura de los Estados Unidos), está fundamentada sobre niveles o capas, donde usted puede comer la mayor parte de los alimentos de la parte inferior de la pirámide y los alimentos que menos puede comer son los de la parte superior de la misma. Con esto en mente, así es como funciona la Dieta Mediterránea, desde abajo hacia arriba:

Nivel Uno: carbohidratos complejos en forma de arroz integral, pasta integral, y pan integral (cuanto más fresco, mejor). Otras opciones posibles incluyen galletas saladas integrales (trigo bulgur), cuscús, plato de harina de maíz (polenta) y patatas.

Nivel Dos: frutas, verduras, frutos secos, frijoles y otras legumbres. Las ensaladas se hacen principalmente de lechuga de hoja verde, tomates frescos, brócoli, espinacas, pimientos, cebollas y pepinos. Las verduras a menudo se mezclan con pasta o arroz, usado en ensaladas, servido como entrante u ofrecido como plato principal o de acompañamiento. La fruta está en este nivel, pero por lo general como postre o aperitivo. Los frutos secos se añaden por encima para añadir sabor y textura. Las judías y legumbres son por lo general en sopas, añadidas a las ensaladas, usadas como salsas para mojar (por ej., humus), o como plato principal.

Nivel Tres: aceite de oliva, usado en vez de otros aceites, mantequilla, margarina, etc. No solo para cocinar, sino que comúnmente se mezcla con vinagre balsámico como aliño de ensalada.

Nivel Cuatro: queso y yogurt, en pequeñas cantidades. Parmesano fresco rallado sobre la pasta o un poco de queso feta sobre las ensaladas es algo común. El yogurt (como una taza al día) es la forma en que se come normalmente la leche, y es desnatada, por lo general se sirve con fruta fresca añadida. El yogurt

REVELACIÓN

Comer rápido significa que su cerebro registra que está lleno... pero cuando usted ya ha comido demasiado.

también es un aliño de ensalada (por ej., mezclado con eneldo, ajo, cebolla y pepinos).

Nivel Cinco: pescado, comido más que otras carnes, en raciones de unas 4 onzas 115 gramos varias veces por semana.

Nivel Seis: pollo, pavo y huevos. El pollo en raciones de 3-6 onzas o 110-170 gramos varias veces por semana es algo común. La carne por lo general es sin la piel y se añade a sopas, guisos y otros platos cargados de verduras. Solo entre 1-4 huevos por semana.

Nivel Siete: carne roja, en forma de res, ternera, cerdo, cordero, y cabra, se come solo unas cuantas veces al mes. Se sirve con frecuencia como guarnición en un plato de verduras, pasta o arroz.

La Dieta Mediterránea, claro está, se supone que refleja lo que comen quienes viven en el Mediterráneo. La mayoría de las comidas se sirven con un vaso de vino tinto o agua embotellada.

> **FACTOIDE**
>
> La estevia es un sustituto natural para el azúcar, y no tiene efectos secundarios negativos.

Lo que acaba de leer es mucho más que una dieta. Es una forma de vida o un estilo de vida. Y si lo investigara, descubriría que estas personas en los países mediterráneos por lo general no tienen una membresía en un gimnasio local. Por lo general caminan a todas partes, incluido el trayecto al trabajo. En cuanto a comer, es un gran evento, con conversaciones y risas, y se toman su tiempo. Nosotros en los Estados Unidos engullimos la comida, por lo general en menos de diez minutos y a menudo mientras conducimos o vemos la televisión.

Quizá usted tuvo una abuela que decía: "¡Come despacio y mastica la comida!". Esas no eran palabras malgastadas. Es un consejo muy bueno, y es algo que sucede naturalmente cuando disfrutas de una cena con otros. Masticar la comida treinta veces es lo mejor para hacer la digestión y la absorción de los alimentos. Inténtelo la próxima vez que esté comiendo. Si está comiendo deprisa, frene y probablemente se sentirá mejor y tendrá muchas menos indigestiones y acidez de estómago.

Comer a un ritmo lento, con amigos y familia, no solo le ayuda a controlar su apetito, sino que también reduce su estrés. ¡No hay nada malo en eso!

IMPLEMENTAR LA DIETA MEDITERRÁNEA

Si quiere cambiar a la Dieta Mediterránea, entonces hay trece pasos importantes que dar. Algunos pasos y decisiones serán más fáciles que otros, pero cada paso es bueno, salvo con ciertos cereales. Esto es lo que por lo general se necesita:

1. Eliminar alimentos procesados, lo cual incluye papas fritas, aperitivos hechos con grasas hidrogenadas, pasteles, dulces, galletas, galletas saladas, cereales azucarados, pan blanco, alimentos muy procesados, y alimentos altos en azúcar.

2. Sustituir por aceite de oliva la mantequilla, margarina, aliños de ensalada y otros aceites. Deshacerse de otros aceites, aliños de ensaladas, grasa, grasa alimentaria y otros productos con grasa hidrogenada.

3. Comprar solo productos integrales, fruta fresca, verdura fresca, frutos secos y semillas.

4. Cocinar y hornear con productos integrales.

5. Evitar los alimentos fritos o muy fritos.

6. Escoger yogurt natural desnatado y endulzarlo con estevia o fruta fresca.

7. Limitar el queso a pequeñas cantidades de parmesano o feta mezclado con las ensaladas o platos principales.

8. Comprar pescado y aves de corral más que carne roja.
9. Comer carne roja muy de vez en cuando.
10. Reducir los dulces azucarados.
11. Disfrutar de un vaso de vino tinto (precaución: puede llevar a una dependencia o alcoholismo) o agua con gas con la comida o la cena.
12. Caminar, montar en bicicleta y correr todo lo que pueda.
13. Aminorar y disfrutar de sus comidas.

LLEVAR LAS COSAS AL SIGUIENTE NIVEL

Hace unos años, un riguroso estudio (dirigido por el Dr. Ramos Estruch, profesor de medicina de la Universidad de Barcelona, y sus colegas[2]) durante varios años reveló que la Dieta Mediterránea reducía las probabilidades de sufrir derrame cerebral, ataques de corazón y muertes debido a enfermedades cardiacas ¡en un asombroso 30%! En realidad detuvieron el estudio pronto porque quienes no hacían la Dieta Mediterránea se vio que tenían un riesgo tan alto, que sintieron que no era ético privarles de la dieta.

Solo esta razón es lo suficientemente buena para seguir esta dieta. Durante muchos años he puesto a mis pacientes esta dieta, obteniendo grandes resultados.

SALUD

El Dr. William Davis observa: "Esto es lo que le sucede a su cerebro con el trigo: La digestión libera componentes parecidos a la morfina que se unen a los receptores opiáceos del cerebro. Induce un forma de recompensa".[3] ¡Suena como si pudiéramos ser adictos a nuestro gluten!

Es muy gratificante, como médico, poder dar a los pacientes una forma práctica y eficaz de tratar muchos de sus males a largo plazo. Recetar un medicamento que solo trata los síntomas es muy superficial.

Pero ¿hay algo más? ¿Me estoy perdiendo algo? ¿Puedo hacerlo mejor? Yo siempre me pregunto eso, y debo hacerlo como médico que soy.

Mientras más pacientes trataba, especialmente en los Estados Unidos, más me daba cuenta de que algo pasaba con su dieta. De hecho, no era la dieta en absoluto... sino la comida en sí.

La inflamación aún afectaba a mis pacientes. Yo sabía lo que era, pero tardé años en confirmar mis hallazgos. Otros médicos también han revelado sus hallazgos, y eso confirmó mi corazonada.

La Dieta Mediterránea sigue siendo una dieta increíblemente saludable, pero he descubierto la necesidad de modificarla. ¿Por qué? Porque los ingredientes crudos de hoy no son como solían ser. Quizá le parezca extraño, pero en su forma más simple:

La mayoría de los cereales y maíces se han cruzado, mezclado o modificado genéticamente.

El Dr. William Davis, en su libro éxito de ventas, *Wheat Belly* (Sin trigo, gracias), hace un trabajo increíble explicando los cambios en el trigo y cómo eso nos afecta hoy. Dice:

El trigo evolucionó naturalmente solo hasta cierto grado con los siglos, pero esto ha cambiado drásticamente en los últimos cincuenta años bajo la influencia de los científicos agrícolas. Las cepas de trigo se han mezclado, cruzado y mejorado para que la planta del trigo sea resistente a las condiciones ambientales, como la sequía, o patógenos como los hongos. Pero principalmente, los cambios genéticos se han inducido para aumentar la cosecha por acre. La cosecha media en las granjas modernas de Norteamérica es más de diez veces mayor que en las granjas de hace un siglo.[4]

Y ¿qué importancia tiene esto? En el mundo de la salud y la medicina, importa por una enorme razón: *inflamación.*

Lo que se creó para alimentar a los pobres y crecer más rápido y necesitar menos irrigación y ser abundante no cabe duda que es una maravilla de la ingeniería. Pero es este nuevo código genético del trigo lo que produce los efectos que veo en la consulta del médico.

Además del revisado gluten que crea inflamación, hay otros efectos secundarios. Davis también explicó que otros estudios con el gluten han hallado que puede ser adictivo y muchas personas tienen síndrome de abstinencia cuando intentan dejar el trigo. También aumenta el apetito. No es bueno en absoluto, y veo eso constantemente cruzando las puertas de mi consulta en muchas formas y tamaños.

> **TENDENCIA**
>
> Los alimentos que se consumen más comúnmente en los Estados Unidos son pan blanco, café y perritos calientes.

Y cuando hablamos de diabetes, considere el hecho de que los nutricionistas hace más de treinta años descubrieron que el trigo aumenta el azúcar en sangre ¡más que el azúcar de mesa! Puede ver por qué incluso el pan de trigo integral de la Dieta Mediterránea, aunque es mejor que el pan blanco, sigue causando estragos entre pacientes que están luchando con obesidad, diabetes, hipertensión, colesterol alto y un ejército de otros males.

El efecto de la cantidad diaria recomendada de cereales integrales en mis pacientes diabéticos era razón suficientemente buena para que yo me desviara de la industria estándar. He hecho que algunos pacientes se midan el azúcar en sangre antes de comer cereales, incluso maíz, y una hora después ver como sus niveles de azúcar se disparaban a 70-120 mg/dl (miligramos por decilitro) más que sus niveles de inicio. Eso causa una liberación espectacular de insulina, similar a la de comer azúcar. (Si se lo pregunta, los niveles de azúcar en personas no diabéticas subiría por lo general solo unos 20 a 40 puntos en comparación).

Quedarse en el "comer entre 6-10 raciones al día de pan, cereales, pasta, arroz" como recomienda el gobierno no era una opción. Yo empecé a modificar las dietas de mis pacientes diabéticos hace años por esta misma razón.

La moda del gluten no es realmente para el pequeñísimo porcentaje de personas que son verdaderamente alérgicas al gluten. Me parece muy interesante que "el 40 por ciento de las personas no podemos procesar adecuadamente el gluten", dice el Dr. David Perlmutter en su éxito de ventas, *Grain Brain* (Cerebro de pan).

El gluten alterado (cruzado, mezclado) está produciendo un caos en nuestra salud. Realmente es así. Y es exactamente esa inflamación lo que produce tantos problemas. ¿Por qué? Porque todas las enfermedades degenerativas tienen la inflamación como su base. ¡Cada una de ellas!

Cuando trabajo con pacientes con ADHD, ADD, autistas, bipolares y esquizofrénicos, la inflamación

> ## SALUD
>
> El Dr. Perlmutter pregunta: "¿Y si resulta que todos somos sensibles al gluten desde la perspectiva del cerebro?".[5] ¡Esa es una pregunta muy buena!

también entra en juego directamente. El Dr. Perlmutter destaca que "el gluten y una dieta alta en carbohidratos en efecto, están entre los estimulantes más prominentes de los caminos inflamatorios que llegan al cerebro".

¡Caramba!

Qué interesante que en 1994, la Asociación Americana para la Diabetes afirmaba que los estadounidenses deberían recibir el 60-70 por ciento de sus calorías de los carbohidratos. ¿Sabe lo que le ocurrió al número de pacientes con diabetes? Sí, ¡se disparó por las nubes! Pero aquí es donde esa estadística realmente lleva las cosas al siguiente nivel: como observa el Dr. Perlmutter: "Convertirse en diabético dobla el riesgo de contraer la enfermedad de Alzheimer".

En cuanto al maíz, la cosecha número uno en los Estados Unidos, el 88% es modificado genéticamente (GMO, por sus siglas en inglés). A estas plantas se les ha alterado su ADN en un laboratorio con genes de otras plantas, incluso de animales, virus o bacterias.

No es solo el maíz lo que se modifica genéticamente. El aceite de semillas de algodón (el 94% de lo que cultivamos es GMO), la soja (el 93%), el aceite de canola (90%), la papaya (el 75% de papaya hawaiana) y la remolacha de azúcar (90%, y más de la mitad del azúcar vendido en los Estados Unidos viene de la remolacha de azúcar) son solo algunos de nuestros alimentos esenciales que no son lo que solían ser.

> **FACTOIDE**
>
> Los GMO se han vinculado a miles de reacciones tóxicas y alérgicas, miles de ganado enfermo, estéril y muerto, y han dañado prácticamente todos los órganos y sistemas estudiados en animales de laboratorio.[6]

Se calcula que entre el 70% y el 85% de los alimentos procesados que encontramos en nuestro supermercado local contienen ingredientes GMO. La FDA no exige etiquetas para informar de los GMO de su alimentación, así que técnicamente no hay forma de estar seguros del porcentaje exacto que consumimos. Entre otros alimentos genéticamente modificados se incluyen tomates, patatas, calabazas, arroz dorado, pienso animal, e incluso salmón criado en piscifactoría.

Como puede ver, los cereales y el maíz, entre otros ingredientes crudos, ¡no se parecen en nada a lo que solían ser! Un efecto secundario principal de estas alteraciones es la inflamación que provocan en nuestros cuerpos, y lo veo diariamente.

La mejor forma de evitar alimentos transgénicos es evitar los alimentos procesados y/o escoger alimentos orgánicos. Los alimentos orgánicos no están modificados genéticamente.

Volviendo a la Dieta Mediterránea, no podía creer lo que escribió el Dr. Perlmutter. Él lo deja muy claro cuando afirma:

Si se modifica la dieta mediterránea tradicional eliminando todos los alimentos que contienen gluten y limitando las frutas azucaradas y los carbohidratos sin gluten, usted tiene la dieta perfecta y libre de "cerebro de pan".

¡Exactamente! Eso es lo que yo he estado diciendo durante años y que es la parte más emocionante de este libro. Pronto verá en los capítulos siguientes cómo la Dieta Mediterránea modificada puede por lo general tratar (curar, controlar o manejar) de manera eficaz cada enfermedad importante.

¿DE QUÉ TIENE ANTOJOS?

Cuanto más indagué en la salud y la nutrición, intentando tratar la causa de una enfermedad en vez de tratar solo los síntomas, más similitudes comencé a encontrar que parecían ser repetitivas. (Naturalmente, si eso ayuda a mis pacientes, le seguiré la pista).

Es interesante que, cuando se trata de los alimentos, nuestro cuerpo a menudo desea ese alimento que nos encanta... pero que deberíamos odiar. Nuestro cuerpo quiere los alimentos que nos hacen enfermar. Quizá es nuestra mente que nos juega una mala pasada, pero sea lo que fuere... si tiene un antojo muy fuerte de algo, échele un segundo vistazo; quizá quiera descubrir por qué.

> **SALUD**
>
> Escoja lo orgánico para evitar los transgénicos, especialmente con el maíz y la soja.

Considere los siguientes antojos que he observado y seguido durante años con mis pacientes:

- *Azúcar:* Por lo general ansiada por los que tienen diabetes, cáncer, ADHA, Alzheimer, obesidad.
- *Lácteos:* Por lo general ansiados por los que tienen problemas de oído/sinus, autismo, osteoartrosis, síndrome de intestino irritable, enfermedad de Crohn.
- *Cereales refinados:* Por lo general ansiados por los que tienen obesidad, diabetes, demencia, ADD, ADHD, autismo, hipertensión, colesterol alto.
- *Maíz y trigo:* Por lo general ansiado por los que tienen demencia, autismo, ADHD, síndrome del intestino irritable, diabetes, obesidad, enfermedad autoinmune.
- *GMS/edulcorantes artificiales:* Por lo general ansiados por los que tienen migraña, convulsiones, pérdida de memoria, trastorno bipolar, ADHD, ADD, obesidad.
- *Alimentos muy fritos:* Por lo general ansiados por los que tienen enfermedades cardiacas, vasculares, obesidad, artritis, hipertensión, colesterol alto.
- *Grasas trans/aceites hidrogenados* (cubierta de tartas, la mayoría de la mantequilla de cacahuate comercial): Por lo general ansiados por los que tienen demencia, Alzheimer, enfermedades cardiacas, cáncer, hipertensión, colesterol alto.
- *Carne roja/cerdo:* Por lo general ansiada por los que tienen osteoartritis, cáncer de mama, cáncer de próstata, enfermedad cardiovascular, hipertensión, colesterol alto
- *Batidos de leche, pizza, perritos calientes:* Por lo general ansiados por los que tienen ADHD, ADD, autismo, artritis, obesidad, diabetes, hipertensión, colesterol alto.

No estoy diciendo que si se le antoja una hamburguesa es señal de que tenga o vaya a tener cáncer de mama, o si se le antoja una pizza que tenga o vaya a tener ADD. Lo que estoy diciendo es que muchos de mis pacientes con ciertas enfermedades tenían estos antojos alimenticios parecidos. Es algo para meditar.

Si su salud mejorase por dejar lo que ansía, ¿merecería la pena? He tenido muchos pacientes que sufrían migrañas que han dejado el GMS (glutamato monosódico) y los edulcorantes artificiales y en cuestión de semanas sus dolores de cabeza se habían ido. Para ellos, el antojo por los alimentos con GMS (por ej., por lo general se encuentran en la comida coreana, japonesa y china) es simplemente algo que deberían resistir.

¡Definitivamente alimentos en los que reflexionar!

LA DIETA MEDITERRÁNEA *MODIFICADA*

¿Cómo modificamos exactamente la Dieta Mediterránea, ya estupenda, para convertirla en la mejor dieta antiinflamatoria del mundo? En dos palabras, evitando, minimizando o rotando cada cuatro días el trigo y el maíz.

Eso puede parecer una alteración menor, pero en realidad es un cambio enorme, un cambio que está llevando salud ¡a miles de personas!

Sin más preámbulo, esta es la Dieta Mediterránea modificada:

Nivel 1: frutas, verduras, frutos secos, judías y otras legumbres. Las ensaladas consisten en lechuga de hoja verde oscura, tomates en rama, brócoli, espinacas, pimientos, cebolla y pepino. Servir las verduras en ensaladas, como entrantes o como plato principal o de acompañamiento.

RIESGOS DE SALUD GENERADOS POR LA INGENIERÍA GENÉTICA[7]

1. Toxicidad
2. Reacciones alérgicas
3. Resistencia a los antibióticos
4. Inmunosupresión
5. Cáncer
6. Pérdida de nutrición

Las frutas por lo general son un postre o aperitivo. Usar frutos secos por encima para añadir sabor y textura. Las judías y legumbres por lo general se usan en sopas, añadidas a las ensaladas, usadas como salsa para mojar (por ej., humus), o como plato principal.

Nivel 2: avena y quinoa, mijo o pan de mijo, arroz integral y batata. Si no es sensible al gluten, ni está intentando perder peso, ni sufre hipertensión, diabetes, colesterol alto o cualquier otra enfermedad inflamatoria, entonces las patatas, el pan germinado (por ej., pan de Ezequiel 4:9), o pan fermentado (por ej., pan de masa fermentada) están bien de vez en cuando, rotado cada cuatro días, y con moderación (el tamaño de una pelota de tenis para las mujeres y 1-2 pelotas de tenis para los hombres).

Nivel 3: aceite de oliva, usado en vez de otros aceites, incluyendo la mantequilla, la margarina, etc. No solo para cocinar, se mezcla comúnmente con vinagre balsámico como aliño de ensaladas.

OPCIONES

Fermentar, germinar o empapar elimina algunos de los componentes inflamatorios del trigo. Así, el pan de trigo germinado, el pan de Ezequiel 4:9 y el pan fermentado son menos inflamatorios. En vez de eliminar el trigo, si uno no es obeso ni sufre ninguna enfermedad, puede comerlo cada cuatro días. Incluso no pasa nada si come granos de maíz no transgénico o maíz en la mazorca cada cuatro días con moderación.

Nivel 4: queso y yogurt, en pequeñas cantidades. Parmesano rallado fresco sobre la pasta o un poco de queso feta sobre las ensaladas es algo común. El yogurt (como una taza) es como se come normalmente la leche, y es desnatado, servido con fruta fresca añadida. El yogurt también se puede usar como aliño de ensaladas (por ej., mezclado con eneldo, ajo, cebolla y pepino). Muchos de mis pacientes son sensibles a los lácteos, y por lo tanto quizá tengan que reducirlo, evitarlo o rotarlo cada cuatro días.

Nivel 5: pescado, comido más que otras carnes, en porciones de unas 4-6 libras o 110-170 gramos varias veces por semana. Escoja pescado bajo en mercurio (ver Apéndice C).

Nivel 6: pollo, pavo y huevos. El pollo en raciones de 3-6 onzas o 85-170 gramos varias veces por semana es algo común. La carne por lo general es sin piel y se añade en sopas, guisos y otros platos cargados de verduras. Solo entre 2-6 huevos a la semana. Yo recomiendo 1 yema/3 claras como proporción de huevo.

Nivel 7: carne roja, en forma de res, ternera, cerdo, cordero y cabra, se come en raciones de 3-6 onzas o 85-170 gramos una o dos veces por semana o solo unas cuantas veces al mes. Después se sirve para salpicar un plato de verduras, pasta o arroz.

Visualmente, con los más grandes y numerosos debajo y los más pequeños y menos numerosos arriba, es algo parecido a esto:

#7
#6#6
#5#5#5
#4#4#4#4
#3#3#3#3#3
#2#2#2#2#2#2
#1#1#1#1#1#1#1

La Dieta Mediterránea modificada es la mejor dieta antiinflamatoria del mundo, pero por supuesto, si usted es alérgico o sensible a algún alimento (por ej., cacahuates, lácteos o pescado), no lo coma. Su versión revisada se ha convertido entonces en su propia dieta mediterránea ligeramente modificada.

Es esta dieta, con unos pocos ajustes mínimos como evitar antojos por alimentos que tienden hacia cierta enfermedad, la que es tan eficaz para tratar enfermedades específicas. De forma bastante literal, esta Dieta Mediterránea modificada puede generalmente curar, controlar o gestionar cada gran enfermedad.

Esta es una frase bastante osada, pero como verá en los capítulos sucesivos, ¡está ocurriendo!

No hace mucho, un hombre de un país de Centroamérica contactó conmigo. Sufría diabetes tipo 2 e hipertensión. También era obeso. Según sus costumbres, comía maíz en todas las comidas, con mucho arroz y carne. Le dije enseguida: "Siga con los frijoles, aguacates y lentejas, pero deshágase del resto".

Las tortillas de maíz había que eliminarlas, pero podía dejar las de frijoles o lentejas. Los burritos de lechuga, con pollo, cebollas y aguacates, también eran una buena opción para él, como lo era también el humus y el aceite de oliva con palitos de apio, que son buenos para contener el hambre pero a la vez tienen grasas buenas, proteína y fibra pero pocos azúcares.

En cuestión de meses, tanto sus niveles de azúcar en sangre (se revisó su número HbA1C cada tres meses) y su presión arterial

SALUD

El estadounidense promedio dedica 6,9 horas de sueño cada noche. Demasiado poco sueño aumenta el riesgo de enfermedades del corazón, obesidad, diabetes tipo 2, demencia, envejecimiento acelerado, fatiga, depresión, y un mal sistema inmunitario. Necesitamos entre siete y ocho horas de sueño cada noche, regularmente.

descendieron mucho, y perdió mucho peso. Nos escribe por email regularmente, pero ya ha controlado con éxito su diabetes y su presión arterial.

Como dije, ¡aquí es donde las cosas se ponen realmente interesantes!

CAPÍTULO CINCO

R_x

SU VIAJE

¡El Capítulo Cinco es asombroso! Describe la forma más práctica y eficaz para perder peso y mantenerlo. Como muchas enfermedades están directamente relacionadas con la obesidad, mantener la pérdida de peso es absolutamente necesario para tener una salud y un estilo de vida continuados. Durante los años, he tenido miles de pacientes que han aplicado esto, ¡con resultados asombrosos!

Don Colbert, MD

PERDER PESO PARA SIEMPRE

CUANDO SALLY ENTRÓ a mi consulta, supe que estábamos hablando de algo más que de perder peso... que por lo general suele ser el caso. Tener sobrepeso u obesidad multiplica el riesgo por treinta y cinco de tener una enfermedad grave, incluyendo pero no limitado a:

- diabetes tipo 2
- enfermedades cardiacas
- derrame cerebral
- artritis
- hipertensión
- reflujo ácido
- apnea del sueño
- enfermedad de Alzheimer
- infertilidad
- disfunción eréctil
- enfermedad de la vesícula biliar
- muchos cánceres distintos
- ...¡y muchas más!

Pasaré enseguida a la parte buena: perdió más de 35 kilos (70 libras) ¡y se ha mantenido así! También controló por completo sus otras dolencias.

Comenzó con la Dieta Mediterránea modificada, después se enfocó en la ración y tiempo de sus comidas, todo ello además de hacer más ejercicio y una actitud mental positiva. Ella fue la que hizo todo el trabajo, y se merece el crédito por su esfuerzo y sus decisiones.

El punto es que hizo lo que había que hacer, y si usted tiene que perder peso, también puede hacerlo.

¿DE DÓNDE VIENE ESTE PESO?

¿Es biológico el exceso de peso? Claro, puede que parte esté en nuestros genes o metabolismo. Incluso podría ser el resultado de comer por algo emocional, que es cuando la gente intenta "tratar" el estrés, una crisis, ansiedad, soledad o algún otro factor ingiriendo alimentos. Esto nunca funciona.

Sin embargo, es muy probable que parte de nuestro problema de peso se deba a una falta de ejercicio. Nuestra sociedad en general, desde niños hasta adultos, nos exige cada vez menos ejercicio físico para hacer las cosas. Cuanto más tecnológicamente avanzados parecemos estar, menos físicos nos volvemos, y esto se ve en el aumento de nuestras cinturas.

A veces son nuestros propios familiares los que nos frenan. Cuando pregunto a mis pacientes (el 75% son mujeres) si están dispuestas a cambiar su dieta, muchas dicen "no" debido a sus hijos o sus esposos. El hecho es que si la familia no ayuda a la persona en su deseo de cambiar, será difícil. Lo he visto una vez tras otra. Tristemente, el 30 o 40 por ciento de las veces, el cónyuge sabotea los esfuerzos del paciente de tomar mejores decisiones y ponerse bien. Cada paciente necesita un grupo de apoyo, así que si su familia no está ahí para apoyarle, encuentre un grupo de apoyo del vecindario, un grupo de apoyo en la iglesia o un grupo en línea.

Otra razón común para ganar peso es el estrés. El estrés excesivo altera nuestros niveles de cortisol (produciendo la grasa abdominal tóxica), nuestras hormonas del apetito, y puede desencadenar adicciones a la comida. ¡Aprenda a relajarse!

Otra posibilidad es la forma en que comemos. Consumimos demasiados dulces, comida procesada, fritos, empaquetados, enlatados y comida artificial. De hecho, da bastante miedo. Según el USDA (Departamento de Agricultura de Estados Unidos), el estadounidense promedio consume ¡entre 70 y 80 kilos (150-170 libras) de azúcares refinados al año![8]

También podría ser el resultado del trigo y maíz que comemos, como ya habrá leído en el capítulo anterior. El trigo, maíz y los alimentos transgénicos pueden causar muchos problemas de salud y hormonales, lo cual promueve el aumento de peso.

Una razón por la que luchamos con el peso es porque las empresas alimenticias también tienen mucho talento a la hora de hacer la comida tan irresistible para los cinco sentidos que podemos desarrollar una adicción. Contratan a las mentes más brillantes, incluyendo químicos alimentarios, psicólogos y comerciantes, para que sus alimentos sean tan atractivos ¡que no podamos comer solo uno!

El peso no deseado también puede venir con nuestra cultura y educación familiar. Yo crecí en Mississippi y mi madre cocinaba comida tradicional sureña con panecillos y salsa o pan de maíz; casi todo era frito; y el postre iba después de cada comida, junto al té dulce. Muchos familiares murieron de ataques al corazón, derrame cerebral y otras enfermedades asociadas con la obesidad. A uno de mis tíos le tuvieron que amputar las piernas a los sesenta y dos años por la diabetes, pero fue obeso durante años antes de tener diabetes.

ANTOJOS

La Universidad de Illinois hizo un estudio que reveló que los alimentos emocionales favoritos de los estadounidenses son:

- papas fritas
- helado
- galletas
- chocolate
- pizza o pasta

Según el CDC (Centro para el Control y Prevención de Enfermedades), cerca del 70% de los adultos tienen sobrepeso y más del 35% son obesos. Estos números están aumentando. Desde 1980 hasta 2000, los índices de obesidad se duplicaron entre los adultos, se duplicaron entre los niños y se triplicaron entre los adolescentes.

Y según aumenta el índice nacional de obesidad, también lo hace nuestro índice nacional de las treinta y cinco grandes enfermedades. Llevo practicando la medicina durante más de treinta años, he escrito muchos libros sobre perder peso, y he tratado a miles de pacientes para perder peso. Para resumirlo todo en una frase diría esto: ¡Las principales conductas que están causando la epidemia de obesidad son prevenibles!

¿Cuáles son esas conductas principales que se pueden prevenir? Son:

1. malas elecciones de los alimentos
2. malas elecciones de bebidas
3. inactividad física

Podemos, por lo tanto, vencer la obesidad haciendo lo contrario:

1. buenas elecciones de los alimentos
2. buenas elecciones de bebidas
3. actividad física

Sí, es bastante simple. Y será necesario trabajo, un esfuerzo y compromiso, pero ¿acaso no vale la pena por su salud?

DÓNDE COMIENZA LA PÉRDIDA DE PESO

Empiezo con los pacientes que quieren perder peso con el saludable estilo de vida de la Dieta Mediterránea modificada. No es solo el fundamento para una buena salud, sino que es un estilo de vida que pueden seguir durante años y años venideros, lo cual significa que su pérdida de peso será algo permanente en vez de una moda pasajera. Comenzamos aquí:

Nivel 1: frutas, verduras, frutos secos, judías y otras legumbres. Las ensaladas consisten en lechuga de hoja verde oscura, tomates en rama, brócoli, espinacas, pimientos, cebolla y pepino. Servir las verduras en ensaladas, como entrantes o como plato principal o de acompañamiento. Las frutas por lo general son un postre o aperitivo. Usar frutos secos por encima para añadir sabor y textura. Las judías y legumbres por lo general se usan en sopas, añadidas a las ensaladas, usadas para mojar (por ej., humus), o como plato principal.

Nivel 2: avena y quinoa, mijo o pan de mijo, arroz integral y batata. Si no es sensible al gluten, ni está intentando perder peso, ni sufre hipertensión, diabetes, colesterol alto o cualquier otra enfermedad inflamatoria, entonces las patatas, el pan germinado (por ej., pan de Ezequiel 4:9), o pan fermentado (por ej., pan de masa fermentada) están bien de vez en cuando, rotado cada cuatro días, y con moderación.

Nivel 3: aceite de oliva, usado en vez de otros aceites, incluyendo la mantequilla, la margarina, etc. No solo para cocinar, se mezcla comúnmente con vinagre balsámico como aliño de ensaladas.

Nivel 4: queso y yogurt, en pequeñas cantidades. Parmesano rallado fresco sobre la pasta o un poco de queso feta sobre las ensaladas es algo común. El yogurt (como una taza) es como se come normalmente la leche, y es desnatado, servido con fruta fresca añadida. El yogurt también se puede usar como aliño de ensaladas (por ej., mezclado con eneldo, ajo, cebolla y pepino). Quizá haya que rotar los lácteos cada cuatro días.

Nivel 5: pescado, comido más que otras carnes, en raciones de unas 4-6 onzas o 110-170 gramos unas cuantas veces por semana.

Nivel 6: pollo, pavo y huevos. El pollo en raciones de 3-6 onzas o 85-170 gramos unas cuantas veces por semana es algo común. La carne por lo general es sin piel y se añade en sopas, guisos y otros platos cargados de verduras. Solo entre 2-6 huevos a la semana. Yo recomiendo 1 yema/3 claras como proporción de huevo.

Nivel 7: carne roja, en forma de res, ternera, cerco, cordero y cabra, se come en raciones de 3-6 onzas o 85-170 gramos una o dos veces por semana, a menudo servido para salpicar un plato de verduras, pasta o arroz.

Con esto como fundamento, las tres conductas principales de buenas elecciones de alimentos, buenas elecciones de bebida y actividad física no parecen tan difíciles, ¿verdad? ¡Se ve mucho más realista!

Ahora bien, además de estas tres conductas necesarias, tengo que presentarle tres principios que son una parte integral de su éxito. A medida que los explico, la importancia de cada principio tendrá un buen sentido común, la luz se le encenderá, y tendrá ese momento de "revelación". Nunca lo olvidará, y eso es parte del plan.

RACIONES

#7
#6#6
#5#5#5
#4#4#4#4
#3#3#3#3#3
#2#2#2#2#2#2
#1#1#1#1#1#1#1#1

Vencer la obesidad no es un truco, ni un juego de manos, ni una píldora mágica que te da lo que quieres de forma instantánea o sin esfuerzo. Estos tres poderosos principios componen un acróstico, que es fácil de recordar y por lo tanto más fácil de implementar. (HAT significa sombrero).

H: Hormonas

A: Actitud

T: Tiempo

Esto es algo que no puede sacar de su sombrero, pero cuando entiende y aplica estos tres principios, ¡hace que la pérdida de peso sea un asunto mucho más sencillo!

H.A.T.–H DE HORMONAS

El hecho de que nuestro cuerpo produce muchas hormonas distintas que regulan más cosas de las que probablemente sabremos nunca es algo que no es nuevo en realidad. Oímos la frase "desequilibrio hormonal" todo el tiempo, ya sea que sepamos o no lo que significa verdaderamente.

Pero cuando hablamos del apetito, el hambre y la obesidad, hay dos hormonas clave con las que debe familiarizarse. Estas son:

Leptina: Esta hormona le dice a su cuerpo que ya está *lleno*.

Grelina: Esta hormona le dice a su cuerpo que tiene *hambre*.

Imagínese por un momento que acaba de comer un almuerzo copioso y está lleno. Está feliz. De repente sucede algo… ¡y vuelve a tener hambre! ¿Qué haría? Naturalmente, comería más.

O incluso peor, ¡imagínese que su cuerpo nunca le dice que está lleno! Esas molestas pequeñas hormonas del apetito pueden realmente ser nuestra ruina. Solo un poco de desequilibrio y ¡BAM!

¿Quiere saber lo que inclina sus hormonas leptina y grelina, para enviarle señales conflictivas sobre su apetito y su hambre? Saberlo es bueno, pero es incluso mejor aplicar ese conocimiento a su vida.

El *International Journal of Obesity* reportó sobre la investigación realizada en el Laboratorio de Investigación Metabólica del Hospital Universitario de Navarra. El estudio era práctico en cuanto a que explicaba el poder de las hormonas leptina y grelina y enseñaba a manejar las hormonas. Desde un punto de vista médico, esa es una gran información, pero desde una perspectiva personal, ¡eso es vida para mis pacientes!

No se necesita ser ingeniero aeroespacial para saber que cuando estas dos hormonas se desequilibran, perder peso no solo es difícil, sino que es casi imposible. Todos podemos dar eso por sentado.

> ## DIETA
>
> Los edulcorantes artificiales/GMS alteran sus hormonas del apetito.

La hormona grelina es lo que le dice a su cuerpo que usted tiene hambre, y como es de esperar, entra justo antes de su siguiente comida. Descubrieron en el estudio que los niveles de grelina disminuyen unas tres horas después de una comida, y después comienzan a aumentar de nuevo. Durante esas tres horas, usted no tiene mucha hambre. Sí, acaba de comer, pero sus niveles de grelina están bajos. Recuerde esto.

Aquí es donde las cosas comienzan a ponerse interesantes, aunque tenga todo el sentido del mundo. Hablando de modo general, cuanto más bajos sean nuestros niveles de grelina, por lo general menos grasa corporal tenemos. Esto es súper importante porque la grelina está trabajando constantemente para formar grasa abdominal cerca del hígado, y eso por supuesto aumenta nuestro riesgo de desarrollar diabetes tipo 2.

Claramente, estamos luchando contra el diablillo de la grelina. Es una hormona que debemos mantener a raya. Queremos que esta hormona esté en niveles bajos todo el tiempo.

La hormona leptina, por el contrario, le dice a su cuerpo que está lleno. Su apetito, hambre, metabolismo y conducta se ven afectados de forma natural por sus niveles de leptina.

Probablemente esté pensando: "De acuerdo, entonces ¿cómo puedo aumentar mis niveles de leptina para que mi cuerpo sienta que está lleno?".

Esa es sin duda la pregunta a formular, pero aquí es donde la mayoría de nosotros descarrilamos. El estudio reveló que los alimentos que comemos o bien (A) bloquean nuestros niveles de leptina, o (B) aumentan nuestros niveles de leptina.

Obviamente, (A) bloquear los niveles de leptina no es bueno, ya que eso significaría que el gatillo de "deja de comer, estás lleno" nunca se dispararía.

Es el segundo efecto de la leptina el que más nos afecta.

"Pero ¿cómo puede ser malo (B) aumentar los niveles de leptina?", se preguntará. "Creía que acababa de decir que niveles más altos de leptina le decían a mi cuerpo que estaba lleno".

Este es el problema. Cuando los alimentos que comemos son los incorrectos, nuestro cuerpo hace lo contrario y produce *demasiada* leptina, tanta que nuestro cuerpo se vuelve "resistente a la leptina", muy similar a las personas resistentes a la insulina que tienen diabetes tipo 2. De hecho, la mayoría de los diabéticos son también resistentes a la leptina.

¿Qué alimentos nos están alterando?

Bueno, en nuestra sociedad estamos consumiendo lo opuesto de lo que deberíamos consumir. El estudio reveló que la resistencia a la leptina se produce cuando comemos alimentos con bajos nutrientes como refrescos, harina refinada, dulces, o cualquier forma de azúcar.

> **SALUD**
>
> Los alimentos que puedan ser inflamatorios: cómalos de vez en cuando y con moderación.

Estos alimentos erróneos bloquean la hormona leptina haciendo que no nos sintamos llenos o vierten hormonas leptina en exceso en nuestro flujo sanguíneo haciendo que no podamos sentirnos llenos, ¡aunque lo intentemos!

La buena noticia es que los niveles de leptina están en proporción directa con nuestro peso corporal, lo cual significa que al perder peso, nuestro cuerpo finalmente será más sensible a la leptina. Con menos leptina bloqueada y con menos resistencia a la leptina, usted finalmente tendrá menos hambre y será capaz de controlar su apetito.

¡Ahora la parte buena! Seamos prácticos y discutamos formas reales de controlar estas hormonas leptina y grelina. De nuevo, la respuesta es mediante los alimentos que comemos y mediante el estilo de vida que decidimos crear. Esto le ayudará:

- *Evitar el GMS:* El GMS altera su hormona leptina, así que usted come más y está hambriento antes de lo debido. El GMS está normalmente en la comida rápida, alimentos procesados, y más. (Vea www.gmstruth.org/avoid.htm para tener una lista exhaustiva de alimentos comunes con GMS).
- *Evitar o reducir la fructosa:* La fructosa impide que la leptina y la insulina se eleven a niveles normales después de una comida, lo cual aumenta sus niveles de grelina y triglicéridos, y usted come más. La fructosa está en los jugos de frutas y los refrescos.
- *Evitar las dietas bajas en calorías (1000 calorías o menos al día):* Comer alimentos ayuda a equilibrar las hormonas que desencadenan un hambre incontrolable y aumento de peso.
- *Comer cada cuatro horas:* La grelina se produce y segrega en un ciclo de cuatro horas. Para mantener baja la grelina, coma cada tres o cuatro horas. Los niveles de leptina bajan después de ayunar de 24 a 72 horas.
- *Comer alimentos ricos en fibra:* Los niveles de grelina se mantienen altos hasta que la comida estira la pared de su estómago, haciéndole sentir lleno. Alimentos voluminosos, bajos en calorías y densos en nutrientes reducen la grelina

y aumentan los niveles de leptina mucho antes de que haya comido demasiado. Las ensaladas son buenas.

- *Dormir al menos siete horas cada noche:* Menos sueño significa mayores niveles de grelina, niveles de leptina más bajos, más hambre y aumento de peso corporal.
- *Comer proteínas en cada comida:* La proteína toma más tiempo para digerir y disminuye sus niveles de grelina.
- *Reducir el estrés:* Camine un poco, medite, tome un baño, haga yoga, escuche música tranquila.
- *Aumentar las grasas omega-3:* Esto estimula la leptina y también ayuda a tratar la resistencia a la leptina. Las carnes de animales alimentados con pastos, nueces, salmón, anchoas, sardinas, trucha, semillas de chía, semillas de linaza, calabacín y col rizada son buenas.
- *Sanar sus intestinos:* Esto le ayuda con los problemas de apetito.

Claramente, este es un círculo vicioso, ¡el cual se debe romper lo antes posible! La Dieta Mediterránea modificada es una respuesta estupenda porque ayuda a equilibrar estas dos importantes hormonas del apetito.

H.A.T.—A DE ACTITUD

Nuestra propia actitud desempeña un papel en la pérdida de peso. He dicho durante años que una actitud mental positiva es una de las mayores claves para cualquier esfuerzo de éxito. Tristemente, he sido testigo del poder del "pensamiento apestoso" para hacer un tremendo daño sobre las vidas de las personas, especialmente cuando se trata de perder peso.

La mayoría de las personas obesas (y quienes practican las dietas yoyo) tienen una actitud negativa que nubla su pensamiento. A veces las palabras negativas se filtran, y oigo cosas como:

"Toda mi familia es gorda, así que ser gordo está en mis genes". ¡Eso no es cierto! Sí, los genes pueden cargar el arma, pero su entorno y/o elecciones de alimentación y de estilo de vida aprietan el gatillo. Reemplace la mentira por: "He heredado genes que me ayudarán a perder peso". Eso *es* cierto.

"Siempre he sido gordo y siempre lo seré". Eso tampoco es cierto. Reemplace la mentira por: "Haré elecciones alimenticias saludables y me ejercitaré regularmente, y el peso se reducirá". Eso también es cierto.

"Tengo un metabolismo lento" o *"No puedo dejar mis antojos"*. Ambas cosas son mentira. Consiga una visión de sí mismo delgado y capaz de ponerse los jeans que le gustan. Diga: "Me veo vistiendo esos jeans". Si puede visualizarlo, puede conseguirlo. Y tiene un metabolismo que funciona bien.

Somos cuerpo, mente y espíritu, y también es importante abordar los componentes espirituales de la pérdida de peso. Estas son verdades que yo creo, y que usted también debería creer:

- "Todo lo puedo en Cristo que me fortalece" (Filipenses 4:13).
- "Mas para Dios todo es posible" (Mateo 19:26b).

Debe eliminar la palabra "no puedo" de su vocabulario, de su vocabulario consciente e inconsciente, y reprogramarse con una actitud de no me negaré. Este pensamiento positivo ¡le llevará donde quiera ir!

Siempre que una mentira (palabras negativas) se cruce por su mente, agárrela por los talones y arrójela al piso. Después dele un pisotón declarando la verdad. Si una variante de "soy muy gordo y feo" pasa por delante de usted, tírela al suelo, y después aplástela con algo como: "¡Me acepto como soy, me perdono y me amo!".

Confiese siempre lo positivo y vuelva a enmarcar lo negativo. Forme sus propias afirmaciones positivas, y dígalas cada mañana y cada noche. Si odia su cuerpo, está atrayendo más sentimientos malos y más aumento de peso, así que ya sabe que es un carretera cortada. Reprográmese con una mentalidad de sí puedo.

Aquí tiene varias confesiones positivas:

- Me perdono por subir de peso; me acepto y me perdono.
- Puedo perder peso y estoy perdiendo peso cada semana.
- Me comprometo ahora a eliminar de mi casa toda la comida basura, los alimentos azucarados, y los alimentos tentadores.
- Me comprometo ahora a comer tres veces al día y a tener una merienda saludable a media tarde.
- Me comprometo a desayunar como un rey, a almorzar como un príncipe y a cenar como un pobre.
- Me comprometo a practicar el control de las raciones.
- Me comprometo ahora a practicar comer conscientemente.
- Le doy a mi cuerpo lo que necesita y no lo que le apetezca.
- Me comprometo ahora a realizar un programa regular de actividad física
- Me veo pesando _____.

Todos necesitamos estar agradecidos por el cuerpo que tenemos, aunque ahora mismo esté obeso o con sobrepeso. Acéptese, perdónese y ámese diariamente, y finalmente cambiará su piloto automático para perder peso.

Tiene miles de pensamientos cada día, y es imposible sintonizar con todos ellos. Sin embargo, puede sintonizar con sus sentimientos. Cuando se siente

TENDENCIA

Una medida de cintura de 89 cm (35 pulgadas) para las mujeres y un metro (40 pulgadas) para los hombres por lo general está relacionado con la prediabetes.

decaído o triste, está teniendo pensamientos negativos. Por el contrario, cuando se siente bien, está teniendo pensamientos positivos. Aprenda a sintonizar con sus sentimientos, no con sus pensamientos, para que pueda volver a enmarcar el pensamiento apestoso y negativo en un marco de confesiones positivas y de sí se puede. Cuanto más practique la gratitud y el agradecimiento, más pensamientos positivos tendrá. Cuando practica la gratitud, automáticamente comienza a sonreír más, cantar más, reír más, jugar más, y el peso comienza a descender.

En cuanto a lo práctico, debería:

- Beber entre 1-2 litros de agua diariamente, comenzando desde que se despierta.
- Ejercitarse 15-30 minutos diariamente, con un buen paseo por la mañana.
- Repetir sus confesiones mañana y noche.
- Seguir su plan de alimentación.

Una gran parte de una actitud mental positiva es tener un plan... nosotros tenemos uno.

Y saber cómo equilibrar nuestras hormonas del hambre... nosotros sabemos lo que se necesita.

Y saber que no estamos solos... nosotros sabemos eso.

Y saber lo que hacer... nosotros tenemos eso.

Y tenemos una dieta práctica de estilo de vida que está demostrado que es eficaz... tenemos eso con la dieta mediterránea modificada.

Ahora, ¡llega el momento de hacerlo!

H.A.T.–T DE TIEMPO

No solo es importante *qué* comemos, sino *cuándo* lo comemos. A nivel de sentido común, es muy lógico. Seguro que ha visto una carrera en la que unas personas están repartiendo vasos de agua y barritas energéticas a medida que pasan los corredores. En ese preciso momento, esos corredores necesitaban la ingesta de líquidos o comida. La ingesta de ayer o de la semana pasada no suponía nada, por supuesto, en ese momento.

El tiempo es lo que importa. Con la pérdida de peso, el tiempo es increíblemente importante, como verá enseguida.

La Universidad de Tel Aviv llevó a cabo un estudio muy interesante (por la Profesora Daniela Jakubowicz y el Dr. Julio Wainstein) que no solo arroja luz sobre el poder del tiempo, sino que también arroja kilos de una manera asombrosa.[9]

Para dicho estudio, escogieron a noventa y tres mujeres obesas y les asignaron al azar que comieran los mismos alimentos (con un total de 1400 calorías) durante doce semanas. La mitad de las mujeres comieron a la misma hora como solemos hacer, con un pequeño desayuno (se les permitía 200 calorías), un almuerzo medio (500 calorías) y una gran cena (700 calorías), mientras que la otra mitad tenía lo opuesto. Este era el gran cambio en el tiempo. Tenían sus 1400 calorías al revés, con 700 calorías en el desayuno, 500 calorías en el almuerzo y 200 calorías en la cena.

> ## DESAYUNO
>
> El USDA informa que el 44% de los estadounidenses desayunan rápido cada día, lo cual significa que el 56% no desayuna nada. Nuestros hijos hacen lo que nosotros hacemos.

Tras doce semanas ¡las estadísticas eran impactantes! El grupo del "gran desayuno" había pedido, de media, 8 kilos (17,8 libras), ya no digamos nada de los 7 centímetros y medio (3 pulgadas) que redujeron de sus cinturas. ¿El grupo de la "gran cena"? Habían perdido solo 3,3 kilos (7,3 libras) y solo 3 centímetros (1,4 pulgadas) de cintura.

La diferencia fue el *tiempo*.

Por muy asombroso que resultó de ver, todos estos cambios fueron externos. Recuerde: hay algo que siempre ocurre también a niveles hormonales, metabólicos y bioquímicos. En este nivel, pocas personas son conscientes de lo que está sucediendo, pero tiene que ser consciente de ello, ¡porque será munición mental y física para su lucha por perder peso!

Cuando revisaron el grupo del "gran desayuno", encontraron que los niveles de grelina eran bastante menores (es bueno que estén bajos ya que eso significa una reducción del apetito), lo cual mostró una mayor satisfacción al comer y se reflejaba en un deseo menor de tomar un aperitivo después durante el día.

ALIMENTOS QUE POR LO GENERAL AYUDAN A PERDER PESO

1. Té verde
2. Verduras de hoja verde
3. Salmón salvaje
4. Chocolate negro
5. Yogurt griego
6. Bayas, limones, limas, manzanas Granny Smith
7. Avena

El grupo de la "gran cena" no tuvo tanta suerte. Tenían niveles más altos de grelina, tenían más hambre y querían aperitivos más a menudo.

Además, el grupo del "gran desayuno" también tenía niveles más bajos de insulina, glucosa y triglicéridos (un tipo de grasa corporal). En el medidor de salud, eso se traduce directamente en un menor riesgo de sufrir diabetes, enfermedades cardiovasculares, hipertensión y colesterol alto. El grupo de la "gran cena" de hecho había aumentado los niveles de triglicéridos, a pesar de su pérdida de peso.

Por si no bastara con eso, el grupo del "gran desayuno" no tuvo los normales picos altos de niveles de glucosa en sangre que se producen después de una comida. Son estos picos de niveles de azúcar en sangre lo que se considera peligroso, incluso más dañino que mantener niveles altos de glucosa en sangre, todo lo cual conduce a la resistencia a la insulina, prediabetes o diabetes.

El estudio mostraba de forma concluyente cuán importante es el tiempo para la pérdida de peso. En tres meses, el grupo del "gran desayuno" demostró ese dato perdiendo casi tres veces más peso que el grupo de la "gran cena" a pesar del hecho de tener exactamente las mismas calorías al día.

De forma interesante, en otro estudio de la Universidad de Tel Aviv en 2012, los participantes en el estudio añadieron postre a su desayuno, incluyendo galletas, tarta o chocolate. El estudio esta vez duró treinta y dos semanas, y el grupo del "gran desayuno" perdió una media de 18 kilos (40 libras) más que el grupo que comió un pequeño desayuno, un almuerzo medio y una gran cena pero evitó las galletas, el chocolate y la tarta.[10]

Tristemente, el grupo de la "gran cena" recuperó otra vez su peso.

SUS SIGUIENTES PASOS PARA PERDER PESO

Si está intentando perder peso, sepa que tiene en sus manos la llave que ha estado buscando. No solo abrirá la puerta para perder peso, sino que abrirá la puerta para un estilo de vida saludable, ¡y eso es destacadamente asombroso! Dentro de unos años, podrá mirar atrás con alegría y satisfacción.

También mirará a las enfermedades desde el otro lado de la valla. ¿Esas treinta y cinco enfermedades que están directamente relacionadas con la obesidad? Es muy probable ¡que ni siquiera tenga que preocuparse por ellas! ¿Le parece esto un motivo de alegría?

> **PENSAMIENTO**
>
> La mayoría de las enfermedades crónicas son enfermedades por elección. No las *agarramos*; las desarrollamos escogiendo regularmente los alimentos equivocados.

Ahora bien, se necesitan tres semanas para crear un hábito, así que no se trate con demasiada dureza si tarda un poco en sentir su "nuevo yo". También se necesitan unas semanas para que el peso comience a descender.

Usted está cambiando la historia, aquí y ahora. Sus buenas elecciones alimentarias van a causar un gran impacto en su vida, en su bolsillo, y en las vidas de quienes le rodean y que tanto le aman.

No deje que las estadísticas le sigan asustando. Leí recientemente en el *Journal of American Medical Association* que uno de cada tres estadounidenses son obesos, seguido por la Asociación Americana contra la Diabetes que dice que uno de cada tres estadounidenses tiene diabetes o es prediabético (de ese número, el 90-95% son diabéticos tipo 2). La epidemia de diabetes está siguiendo a la epidemia de obesidad, pero es un tren en el que usted no tiene por qué subirse.

Deje que esas estadísticas le motiven a cambiar su mundo. Usted se puede bajar de ese tren ¡y trazar su propio viaje a la libertad!

EL PLAN DE DESAYUNO GRANDE/CENA PEQUEÑA DE LA DIETA MEDITERRÁNEA MODIFICADA

Creé una dieta con un gran desayuno y una pequeña cena para mis pacientes. Verdaderamente hace maravillas y encaja bien con la Dieta Mediterránea modificada. Si perder peso es su objetivo, le sugiero que cambie de la Dieta Mediterránea modificada al plan de desayuno grande/cena pequeña de la Dieta Mediterránea modificada durante al menos doce semanas. Continúe otras doce semanas si quiere, y después regrese a la Dieta Mediterránea modificada durante un tiempo. La Dieta Mediterránea modificada es un estilo de vida que puede desarrollar a largo plazo.

DESAYUNO (600-700 calorías): Rotar diariamente.

Comida 1: Avena; puede añadir estevia, un puñado de bayas, un puñado de nueces o pacanas si quiere. Junto a esto, puede tener una bebida o batido de proteína con 23 cl (8 onzas) de leche de almendra o de coco, 1 cucharadita de aceite de coco o mantequilla de almendra para sus grasas buenas, una cuchara de proteína vegetal, y 1-2 cucharaditas de semillas de linaza molidas para su fibra. Puede añadirle hielo o estevia al gusto.

Comida 2: Huevos (3 claras y 1 yema es lo mejor) o una tortilla con cebolla, pimiento o cualquier otra verdura; un poco de queso o unas rodajas de aguacate está bien. Puede incluir 2 tostadas de pan sin gluten (el pan sin gluten de Canyon Bakery es mi favorito y a menudo se encuentra en la sección de congelados de una tienda de alimentos saludables) con un poco de mantequilla o un poco de mantequilla de almendra.

Comida 3: Yogurt griego o queso cottage desnatado con bayas y estevia, y una bebida o batido de proteína con leche de almendra o de coco, mantequilla de almendra o aceite de coco, una cucharada de proteína vegetal y 1-2 cucharaditas de semillas de linaza molidas. Puede añadirle hielo o estevia al gusto.

Comida 4: Tortitas sin gluten con bayas (arándanos, moras, fresas o frambuesas) salteadas en una cantidad pequeña de mantequilla o aceite de coco (no sirope). Puede añadir 3-4 onzas o 85-115 gramos de salmón, 2 lonchas de beicon de pavo, o una bebida o batido de proteína como arriba.

Café: Está bien, pero no le ponga azúcar ni crema. Puede usar estevia para endulzar, y leche de almendra o coco en lugar de la crema. El té también está bien, pero sin azúcar; use estevia o truvia.

ALMUERZO: Sin pan, ni pasta, ni arroz ni patatas.

Puede tomar todas las ensaladas con todos los vegetales que quiera, pero no añada croutóns. Un poco de queso está bien, pero no todos los días (rotar cada tres o cuatro días). Añada 3-6 onzas o 85-170 gramos de proteína como pollo, pavo o pescado (3-4 onzas o 83-110 gramos para las mujeres, 3-6 onzas o 85-170 gramos para los hombres).

Puede comer entre media y 1 taza de judías, guisantes o lentejas en sopa o humus como plato de acompañamiento.

Use su aceite de oliva y vinagre (use 2-4 partes de vinagre y 1 parte de aceite de oliva) en una aceitera, y otros condimentos como limón o lima, ajo, pimienta o un dispensador de aliños de una caloría por spray de Wishbone en las ensaladas. No usar aliños de salsa (por ej., salsa ranch, de queso azul, etc.).

CENA: Sin almidones, y sin frijoles, guisantes o lentejas.

Puede comer ensaladas con todos los vegetales, pero sin croutóns. Puede añadir entre 3-6 onzas o 85-170 gramos de proteína como pollo, pavo o pescado. Puede comer sopas de verduras que no tengan base de crema y todas las verduras verdes que desee, como repollo, brócoli, espárragos, judías verdes, etc.

APERITIVOS:

Frutos secos crudos
Apio orgánico y palitos de zanahoria
Guacamole o aguacate
Burritos de lechuga

La salsa está bien, pero sin chips

El té caliente sirve pero sin azúcar (use estevia o Truvia)

NOTAS A RECORDAR:

1. Asegúrese de tomar la cena alrededor de las 6 o 7 de la tarde, e irse a la cama pronto, alrededor de las 9 o 10 de la noche, para que no tenga antojos antes de acostarse. Esto le ayuda a controlar y volver a equilibrar sus hormonas grelina y leptina. La privación del sueño por lo general aumenta el apetito.
2. Beba 2 vasos de agua en cuanto se despierte. Esto es bueno para perder peso y limpiar su cuerpo de toxinas cuanto antes por la mañana.
3. Haga ejercicio treinta minutos al día, cinco días por semana, e intente llevar las pulsaciones a 120-130 por minuto. Se recomienda una bicicleta reclinada para quitar la presión de sus rodillas. Intente dar un paseo a paso ligero por la mañana antes de desayunar para quemar la grasa abdominal.
4. Controle su estrés. Eso también afecta a las hormonas del apetito. Aprenda a soltarlo, perdonar y avanzar.

¿Funciona la dieta de un gran desayuno/cena pequeña? Sí.

¿Perderá peso? Sí.

De hecho, puedo prometer que si mantiene la dieta, como miles de personas lo han hecho ya, cosechará los beneficios, tanto en pérdida de peso como en crear un estilo de vida saludable que le sirva bien para el resto de su vida.

Jason vino a verme. Su creciente cintura de 107 centímetros (42 pulgadas) me dijo que era prediabético por lo menos, lo cual resultó ser cierto. Había pasado de tener sobrepeso a ser obeso y estaba hastiado de ello. Mi aviso de que estaba a punto de ponerse más enfermo avivó aún más su fuego. Estaba motivado para pasar a la acción.

Le expliqué las tres conductas (buenas elecciones de alimentos, buenas elecciones de bebida y actividad física). Eso tenía sentido para él, pero cuando bosquejé la Dieta Mediterránea modificada y después la dieta de gran desayuno/almuerzo mediano/cena pequeña, pude ver que comenzaba a retorcerse. Tenía una lucha interior, una que conllevaba abandonar sus alimentos favoritos cotidianos.

> **ESTILO DE VIDA**
>
> Haga el desayuno como un rey, el almuerzo como un príncipe y la cena como un mendigo.

El hecho de que podía disfrutar de raciones más pequeñas de sus alimentos favoritos de vez en cuando, ayudaba, pero cuando comencé a enumerar las treinta y cinco enfermedades relacionadas directamente con la obesidad, y ya no digamos los costos económicos que se producen cuando se está obeso, algo pareció despertar dentro de él. Su luz se encendió, ¡casi pude oírlo!

Se dispuso a colaborar desde ese momento. Cumplió con la dieta y siguió mis instrucciones, lo cual equilibró sus hormonas del hambre y mejoró su actitud. Gestionó su tiempo de comidas y comenzó a caminar regularmente con su esposa. En cuestión de semanas, estaba perdiendo peso. En cosa de meses, dejó de ser prediabético.

Cuando le pregunté cuál era su motivación interna, que sé que es nuestro motivador más fuerte, dijo: "Aún no he terminado de vivir. Tengo muchas cosas que quiero hacer con mis seres queridos. También, no quiero emplear todo el salario de mi bien merecida jubilación en facturas médicas".

Ambos soltamos una risita, pero era cierto. La luz que se encendió con su momento de "revelación" significaba un futuro brillante para Jason y su familia.

SECCIÓN DOS

Aplicando las respuestas

CAPÍTULO SEIS

R

SU VIAJE

El Capítulo Seis marca el comienzo de la Sección Dos, donde puede aplicar las respuestas a su vida y tratar las enfermedades específicas que le atormentan. Armado con la Dieta Mediterránea modificada, puede combatir las horribles estadísticas nacionales de enfermedades cardiacas. Aprenda a tratar eficazmente con la alimentación las enfermedades cardiacas y otro montón de achaques relacionados con el corazón.

Don Colbert, MD

CÓMO VENCER LAS ENFERMEDADES CARDIOVASCULARES

con la Dieta Mediterránea modificada

HACE MUCHOS AÑOS, Jim sufrió un ataque al corazón. Con un bloqueo del 75 por ciento en su arteria coronaria izquierda, los médicos le dieron de inmediato medicamentos. Jim después vino a verme. Tras una minuciosa revisión, pasamos a la acción.

Le mostré la Dieta Mediterránea (esto era antes de que la modificásemos) y le puse en un programa nutricional, junto con antioxidantes, que están bajos en la mayoría de las personas que tienen ataques al corazón. También identifiqué y modifiqué con dieta y suplementos nutricionales todos sus factores de riesgo cardiovascular.

Pasaron más de diez años. Él hacía la Dieta Mediterránea durante gran parte del tiempo, pero era flexible, y de vez en cuando se tomaba un tazón de helado o algún otro premio. Durante la mayor parte del tiempo siguió el sistema, y los resultados hablaban por sí solos. Perdió gran parte de su grasa abdominal, y sus niveles de tensión arterial, colesterol, triglicéridos, proteína reactiva C (CRP) y azúcar estaban todos bajo control.

Entonces, ¡un día comenzó a experimentar de nuevo dolores de pecho! Regresó al mismo cardiólogo y le hicieron diversas pruebas, incluyendo otro cateterismo cardiaco. Cuando el médico entró en la sala, lo hizo moviendo su cabeza. "Esto es asombroso", dijo. "Llevo décadas practicando la medicina y nunca había visto nada semejante. Esta es una imagen de su arteria coronaria izquierda hace unos diez años cuando estaba bloqueada al 75 por ciento".

Jim miró las fotografías. El bloqueo era evidente.

"Pero ahora", continuó el doctor, poniendo una nueva imagen en la mesa, "diez años después, solo tiene un bloqueo del 20 por ciento. Nunca antes había visto algo así. ¿Qué ha hecho?".

¡La placa estaba remitiendo! Cuando Jim me contó la historia, sabía que estábamos en el camino correcto para nuestros pacientes, y esto fue hace años cuando era aún la Dieta Mediterránea sin modificar. ¡Ahora es incluso mejor!

Ah, ¿y los dolores de pecho que estaba teniendo? Resultó ser reflujo ácido, algo que arreglamos en poco tiempo.

¡LA ENFERMEDAD CARDIACA NOS ESTÁ MATANDO!

Durante años ya, la enfermedad cardiaca ha sido el asesino número uno en los Estados Unidos, y sucede tanto en hombres como en mujeres.[11] El CDC (Centro para el Control y Prevención de Enfermedades) reporta que hay otras "enfermedades médicas y elecciones de estilos de vida" que también tienen una parte activa a la hora de poner a la gente en mayor peligro de sufrir una enfermedad cardiaca, incluyendo:

- Hipertensión
- Diabetes
- Sobrepeso y obesidad
- Una dieta mala
- Inactividad física
- Consumo excesivo de alcohol
- Historial de ser fumador
- Colesterol alto

Ciertamente, esto no es una noticia de última hora. Y con el aumento regular del número de personas con diabetes y obesidad, la cifra de muertes por enfermedades del corazón solo puede aumentar.

Si ese no es un cuadro suficientemente oscuro, según la Clínica Mayo, quienes tienen enfermedades cardiacas pueden esperar vivir con estas complicaciones:

- *Fallo cardiaco:* El corazón no puede bombear suficiente sangre para suplir las necesidades del cuerpo.
- *Ataque al corazón:* Un coágulo de sangre bloquea el flujo sanguíneo por una arteria que alimenta el corazón, causando un ataque al corazón, posiblemente dañando o destruyendo una parte del músculo del corazón.
- *Derrame cerebral:* Los factores de riesgo que llevan a una enfermedad cardiovascular también pueden llevar a un ataque isquémico (cuando las arterias que van al cerebro se estrechan o bloquean, y llega demasiada poca sangre al cerebro). El tejido del cerebro comienza a morir en cuestión de minutos tras un ictus.
- *Aneurisma:* Esto es un bulto en el pared de la arteria. Si surge un aneurisma, el paciente puede verse ante un sangrado interno que ponga en peligro la vida.
- *Enfermedad de la arteria secundaria:* Las extremidades (por lo general las piernas) no reciben suficiente flujo sanguíneo, causando dolor de pierna al caminar.
- *Paro cardiaco repentino:* La pérdida repentina e inesperada de la función del corazón, respiración y conciencia. Si no se trata de inmediato, es fatal.

Según la Heart Foundation, alguien en los Estados Unidos tiene un ataque al corazón cada treinta y cuatro segundos, y cada sesenta segundos una de las víctimas de esos ataques cardiacos muere. Esos números son difíciles de imaginar.

No conozco su historia ni su situación, pero si está sufriendo una enfermedad cardiaca en alguna forma o manera, trabajemos juntos para que se pueda recuperar. ¡Usted no puede entrar a formar parte de esas estadísticas!

Un motivador eficaz suficientemente poderoso para hacer que la gente pase a la acción (he comprobado que es cierto en incontables ocasiones) es clarificar su "porqué" para estar saludable. ¿Por qué quiere recuperar su salud? ¿Por qué quiere vencer la enfermedad del corazón?

Trabaje en eso, refínalo hasta que sea una pasión ardiente lo que le lleve a hacer lo que sea necesario para estar saludable. Que ello le impulse a donde quiere ir, que es un estilo de vida saludable ¡que le dé la vida y la libertad que usted quiere!

> ### ANTOJOS
>
> Los que tienen enfermedades cardiacas, bloqueo arterial, y obesidad por lo general tienen antojo de: *alimentos muy fritos.*

TODO ESTÁ RELACIONADO CON EL CORAZÓN

Todo lo que estamos hablando con respecto a las enfermedades del corazón es cierto también de todas las cosas relacionadas con el corazón, como la tensión alta, colesterol alto y triglicéridos altos. Cada una de ellas por lo general se puede tratar de forma eficaz, y normalmente se puede controlar y a veces revertir siguiendo la Dieta Mediterránea modificada.

Según el CDC, setenta millones de estadounidenses tienen la tensión alta, ¡e incluso más tienen el colesterol alto! Eso es un *tercio* de los adultos del país.

Es de esperar también que un tercio de la nación tenga altos los triglicéridos. Estos triglicéridos son partículas de grasa que se encuentran en su sangre, junto con el colesterol LDL (el colesterol malo) y HDL (el colesterol bueno).

Mirando al colesterol por un segundo, lo que usted necesita es reba-jar su colesterol LDL por debajo de 100 y subir su HDL por encima de 55. Al perder peso (especialmente la grasa abdominal), reduciendo el trigo, maíz y azúcar de su dieta, evitando las grasas trans y echando el freno a los alimentos fritos, estará en buena disposición para conseguirlo. Haga la Dieta Mediterránea modificada con algunos suplementos relevantes, y sus números de LDL y HDL comenzarán a alinearse.

Esto es tratar a la persona integral y la raíz, y poner los cimientos para una persona saludable. Esa es también la forma en que debería ser.

Sin embargo, la mayoría de los doctores ven solo la luz roja que par-padea indicando "baja el colesterol, baja el colesterol", y como a menudo esa es su única meta, recetan estatinas (por ej., Lipitor, Lescol, Crestor, y Zocor, por nombrar solo algunos) a todos. Estos medicamentos fueron diseñados para salvar nuestra vida, y puede que solo hagan eso... pero no fueron diseñados para tratar nuestros síntomas mientras seguimos ignorando la raíz de la enfermedad.

ALIMENTOS QUE POR LO GENERAL ELEVAN LA PRESIÓN SANGUÍNEA

- Sal de mesa, bicarbonato, levadura en polvo
- Salsas (teriyaki, soja), aliños de ensañadas
- Carne curada (cecina), pescado curado
- Queso
- Pepinillos y verduras en lata
- Sopas instantáneas
- Frutos secos y semillas tostados y salados, pretzels, papas fritas.

El uso prolongado de estos medicamentos, sin embargo, está pro-duciendo malos efectos secundarios. Yo no soy el único médico en ver cómo estos medicamentos estresan e inflaman el hígado, reducen la energía y las hormonas del sexo, rebajan los niveles de coenzima Q10, afectan la mente, llevando potencialmente a la demencia y la enfermedad de Alzheimer, y más.

La revista *Forbes* reportaba en 2013 que más de 400.000 muertes al año son debidas a errores médicos prevenibles, y ese número incluye recetas que obviamente hicieron más mal que bien.[12] Esta muerte por error médico se sitúa como el asesino número tres, detrás de las enfermedades cardiacas (número uno) y del cáncer (número dos).

Aunque hago responsables a los doctores y las grandes empresas farmacéuticas de la gran cantidad de recetas de estatinas y los subsiguientes efectos secundarios, realmente es el individuo que se toma la pastilla quien finalmente es el máximo responsable.

Le dije a una paciente: "Es su vida. Tiene que decidir lo que mete en su boca".

Aunque sea difícil de decir, ella sonrió y respondió: "Realmente no puedo argumentar nada contra eso".

Recientemente, tuve a un hombre de mediana edad en mi consulta que estaba tomando cuatro medicamentos para su hipertensión. Era necesario en ese entonces, pero él sabía que no quería seguir medicándose. También sufría fatiga, disfunción eréctil y mareos, que eran efectos secundarios de sus medicamentos para la tensión.

ALIMENTOS QUE POR LO GENERAL BAJAN LA TENSIÓN

- Granada
- Hojas de oliva, aceite de oliva
- Chocolate negro
- Ajo
- Espárragos, col rizada
- Apio
- Remolacha

Comenzó con la Dieta Mediterránea modificada, eliminando todo el trigo y maíz, y comenzó a hacer ejercicio. Los resultados no fueron instantáneos, pero en tres meses dejó de tomar su primera medicina para la tensión. Perdió peso, su cintura se redujo 7 centímetros (3 pulgadas), y su tensión bajó 20 puntos. Al final del sexto mes, se quitó otro medicamento. Pasar de cuatro a dos es bueno, y su fatiga, disfunción eréctil y mareo se acabaron. Con el tiempo, será capaz de dejar otro medicamento, pero está en ello, y estaba emocionado con el hecho de recuperar su salud.

He visto literalmente a cientos de personas revertir su hipertensión, colesterol alto, y triglicéridos altos al seguir la Dieta Mediterránea modificada. Una de las primeras cosas que suceden es que por lo general comienzan a quemar la grasa abdominal, ¡y solo con eso a menudo es suficiente para reducir uno o más medicamentos para la tensión!

> ### COMER MÁS
>
> Formas naturales de aumentar los niveles de óxido nítrico incluyen: remolacha, extracto de corteza de pino, extracto de semilla de uva, granada y citrulina y suplementos de arginina.

Si sufre alguna enfermedad cardiaca o lidia con la hipertensión, colesterol alto o triglicéridos altos, entonces este es el momento de que comience su Dieta Mediterránea modificada.

LA DIETA MEDITERRÁNEA MODIFICADA PARA LAS ENFERMEDADES CARDIACAS

Debajo está la misma Dieta Mediterránea modificada fundamental, salvo que en varios sitios verá que está ligeramente alterada para reducir mejor la inflamación para las enfermedades cardiacas, la hipertensión, el colesterol alto y los triglicéridos altos.

Nivel 1: frutas, verduras, frutos secos, frijoles y otras legumbres. Las ensaladas consisten en lechuga de hoja verde oscura, tomates en rama, brócoli, espinacas, pimientos, cebolla y pepino. Servir las verduras en ensaladas, como entrantes o como plato principal o de acompañamiento. Las frutas por lo general son un postre o aperitivo. Usar frutos secos por encima para añadir sabor y textura. Las judías y legumbres por lo general se usan en sopas, añadidas a las ensaladas, usadas para mojar (por ej., humus), o como plato principal.

Sugerencias: Comience con una ensalada grande en la comida o la cena (sin croutóns). Coma verduras en tres raciones al día y más si puede. Coma crudo, al vapor, a la plancha o cocinado a fuego bajo con aceite de oliva, aceite de nueces de macadamia, o aceite de coco. Coma fruta en dos o tres raciones al día (arándanos, moras, fresa, frambuesa, limones, limas o cualquier otro tipo de fruta, pero evite el jugo de fruta).

Sugerencias: Coma ½ - 2 tazas diarias de frijoles, sopas de frijoles, guisantes, lentejas, legumbres y humus, preferiblemente antes de las comidas.

Nivel 2: avena y quinoa, mijo o pan de mijo, arroz integral, pasta de arroz integral, pan de arroz integral y batata.

Alterada: Elimine por completo de su dieta el trigo, maíz y arroz blanco. Cuando su enfermedad cardiovascular esté controlada, puede rotar el pan germinado (pan de Ezequiel 4:9), o pan fermentado (pan de masa fermentada) y maíz orgánico no procesado cada cuatro días o con menos frecuencia, y con moderación.

Nivel 3: aceite de oliva, usado en vez de otros aceites, margarina, etc. No solo para cocinar, sino que se mezcla comúnmente con vinagre balsámico como aliño de ensaladas. Lo mejor es evitar la mantequilla.

Alterada: Limite la sal en su dieta a 1,5 gramos (1.500 miligramos) al día.

Alterada: Elimine todos los alimentos fritos por completo de su dieta.

RACIONES

#7
#6#6
#5#5#5
#4#4#4#4
#3#3#3#3#3
#2#2#2#2#2#2
#1#1#1#1#1#1#1#1

Sugerencias: Consuma de 2 a 4 cucharadas de aceite de oliva virgen extra al día, con el cocinado y en las ensaladas (con vinagre balsámico o cualquier otro tipo de vinagre).

Sugerencias: Coma un puñado de frutos secos crudos (almendras, avellanas, pacanas, anacardos, nueces, nueces de macadamia) diariamente.

Nivel 4: queso y yogurt, en pequeñas cantidades. Parmesano rallado fresco sobre la pasta o un poco de queso feta sobre las ensaladas es algo común. El yogurt (como una taza) es como se come normalmente la leche, y es desnatado, servido con fruta fresca añadida. El yogurt también se puede usar como aliño de ensaladas (por ej., mezclado con eneldo, ajo, cebolla y pepino). Rote los lácteos cada cuatro días.

Alterada: Podría usar yogurt desnatado o queso cottage desnatado no azucarado y añadir su propia fruta, rotando los lácteos cada cuatro días. (Precaución: el queso cottage tiene una moderada cantidad de sodio).

Nivel 5: pescado (bajo en mercurio, ver Apéndice C), comido más que otras carnes, en raciones de 3-6 onzas o 110-170 gramos varias veces por semana.

Nivel 6: pollo, pavo y huevos. El pollo en raciones de 3-6 onzas o 85-170 gramos unas cuantas veces a la semana es algo común. La carne por lo general es sin piel y se añade en sopas, guisos y otros platos cargados de verduras. Solo entre 1-2 yemas de huevo por semana. Yo recomiendo 1 yema con 3 claras una/dos veces por semana.

Sugerencias: Si lo pasa por la plancha, haga los filetes finos y marínelos con vino tinto, jugo (granada, cereza), o salsa curry. Elimine cualquier zona quemada de la carne.

Nivel 7: 3-6 onzas o 85-170 gramos de carne roja, en forma de res, ternera, cerco, cordero y cabra, se come una o dos veces por semana como mucho. Por lo general, se sirve para salpicar un plato de verduras, pasta o arroz.

Sugerencias: Rote las verduras y carnes cada 4 días (no coma los mismos alimentos todos los días). Por ejemplo, el día 1 coma pollo, después el día 2 pavo, el día 3 salmón, y así sucesivamente.

ALIMENTOS QUE POR LO GENERAL ELEVAN EL COLESTEROL

- Alimentos fritos
- Trigo, pan, bagels, pasta blanca, lacitos pretzel
- Maíz procesado (tortillas, chips de maíz, harina de maíz)
- Grasas trans (margarina, cubierta de tartas, donuts, tortitas)
- Helado, nata sin lácteos, queso, mantequilla, leche entera
- Res, beicon, salchicha, perrito caliente, grasas saturadas (carnes veteadas y sebosas)
- Alimentos procesados (hojaldres, galletas, palomitas de microondas)

DE REGRESO A LA INFLAMACIÓN

La inflamación es la raíz de las enfermedades cardiacas y las relacionadas hipertensión, colesterol alto y triglicéridos altos.

Como discutimos anteriormente, la inflamación precisa es el lado bueno de la inflamación, como la dolorosa y rojiza inflamación alrededor de una astilla. Es parte del proceso de sanidad y si se trata correctamente, dura muy poco.

Con la inflamación crónica, el cuerpo crea citosinas, pequeñas proteínas que son inflamatorias y "pegajosas". Esto contrae los vasos sanguíneos, lo cual eleva la tensión y prepara el escenario para un coágulo de sangre. La receta perfecta para un ataque al corazón o derrame cerebral, ¿no lo cree así?

> ### ESTILO DE VIDA
> La mayoría de las personas con problemas de corazón también tienen obesidad que tratar.

La fuente de la inflamación, como ya sabe, es frecuentemente los alimentos que comemos… y la Dieta Mediterránea modificada reduce eficazmente lo "pegajoso" causado por la inflamación aguda, y eso rebaja directamente su tensión arterial y reduce sus riesgos de sufrir un ataque al corazón.

Incluso la Dieta Mediterránea no modificada es un gran paso en el dirección correcta. El *New York Times* informó hace varios años que "cerca del 30 por ciento de los ataques de corazón, derrame cerebral y muertes por enfermedades cardiacas se pueden prevenir en personas con algo riesgo si cambian a una dieta mediterránea rica en aceite de oliva, frutos secos, judías, pescado, fruta y verdura, e incluso si beben vino con las comidas, ha descubierto un nuevo estudio extenso y riguroso".

¿Se acuerda del amigo al comienzo de este capítulo? Tenía un bloqueo del 75 por ciento en su arteria coronaria izquierda, pero después de hacer la Dieta Mediterránea (e incluso sin ser muy riguroso), su cuerpo se deshizo de la placa hasta reducirla a un bloqueo del 20 por ciento. Se terminó la comida que estaba causando la inflamación y se terminaron los resultados de esa inflamación.

Cuando trabajo con un paciente que sufre hipertensión, le quito el maíz y el trigo de inmediato, y reduzco su sal drásticamente. ¡Que presten atención! Por lo general, ¡es un descenso rápido y grande en sus números! Les advierto que bajarán rápido, así que si están tomando medicamentos y comienzan la Dieta Mediterránea a la vez, tienen que revisar su tensión regularmente. Por lo general, en tres meses pueden reducir la cantidad que toman de uno de sus medicamentos, ¡o eliminarlo por completo! También, cuando uno pierde grasa abdominal, la tensión arterial por lo general baja en consonancia.

He descubierto que muchos pacientes con hipertensión también sufren apnea del sueño. La pérdida de peso a menudo se encarga de ello.

Si quiere hacer la Dieta Mediterránea modificada para perder peso y para problemas de corazón, la respuesta es simple: vaya de una a otra. Si, por ejemplo, su tensión no baja, cambie al plan de gran desayuno/cena pequeña de la Dieta Mediterránea modificada para perder peso a fin de eliminar la grasa abdominal, y después regrese cuando su tensión haya bajado.

Muchas veces, la Dieta Mediterránea modificada es suficiente por sí misma para llegar a las metas de salud que se persiguen. La belleza de tener la Dieta Mediterránea modificada como fundamento, como

ALIMENTOS QUE POR LO GENERAL BAJAN EL COLESTEROL

- Semillas (linaza, chía, salva, psilio)
- Fibra soluble (judías, guisantes, legumbres, lentejas)
- Salmón salvaje, sardinas salvajes
- Avena
- Aguacate, aceite de oliva
- Nueces, almendras, anacardos
- Ajo

es un estilo de vida a largo plazo tan saludable, es que usted es libre para pasar de una a otra según lo necesite. Y si no tiene achaques, la Dieta Mediterránea modificada es un buen estilo de vida y la mejor medicina preventiva que existe. Cuando su condición de salud esté controlada, puede rotar uno de los alimentos a evitar cada cuatro días en una cantidad limitada.

Que le diagnostiquen una enfermedad cardiaca o que le receten medicamentos para el corazón que son "para el resto de su vida" es una carga muy dura de llevar. El temor a menudo es un compañero que siempre está presente… al menos lo era conmigo.

Ahora, usted puede mirar al futuro ¡con la Dieta Mediterránea modificada! Eso puede sonar a pura ficción para algunos, pero para muchos, ya no es solo una esperanza… es un hecho demostrado.

Clive entró a mi consulta con hipertensión, colesterol alto, diabetes tipo 2 y PSA (antígeno prostático específico) elevado, y tomaba medicinas para todas esas enfermedades. Le mandé la mejor dieta antiinflamatoria del mundo (la Dieta Mediterránea modificada), con instrucciones específicas de evitar el trigo, maíz, azúcar, alimentos fritos y grasas trans. Rebajamos su ingesta de sal y le pusimos a caminar a paso ligero treinta minutos al día. Añadí unos pocos suplementos, como la barata vitamina D.

¿Es eso factible? Ciertamente lo es, pero cuando se trata de su salud, ¡es más que factible!

Solo tres meses después, Clive había bajado 14 kilos (30 libras). Y estos son los resultados de las acciones que emprendió:

AUMENTO DE PRESIÓN

Estas emociones negativas contribuyen a subir la presión sanguínea:

- ira
- hostilidad
- rencor
- frustración
- irritabilidad

- Presión sanguínea: normal
- Niveles de azúcar en sangre: normal
- Niveles de colesterol: normal
- Niveles de PSA: normal

No creo que esté demasiado preocupado por la enfermedad cardiaca en este momento, ni está preocupado por los dañinos efectos de los medicamentos… ¡porque ya no toma ninguno!

CAPÍTULO SIETE

℞

SU VIAJE

El Capítulo Siete trata de la artritis, desde la reumatoide a la osteoartritis, y las complicaciones y remedios que podría usted afrontar. Si sufre de artritis, se beneficiará de saber cómo encontrar respuestas a sus preguntas. Controle lo que le inflama, pase a la Dieta Mediterránea modificada, y ¡estará en buen camino hacia su salud otra vez!

Don Colbert, MD

CÓMO VENCER LA ARTRITIS Y LAS ENFERMEDADES AUTOINMUNES

con la Dieta Mediterránea modificada

SUSAN HABÍA DESARROLLADO una grave artritis reumatoide, con síntomas ya de deformidades en sus dedos. Parecía que le aguardaba un futuro oscuro, ya que Susan tenía solo poco más de veinte años.

Su reumatólogo le había recetado una lista de medicamentos, pero ella no quería los efectos secundarios. Cuando vino a verme, le mostré la Dieta Mediterránea modificada. Eliminamos los lácteos, el gluten, las solanáceas (pimientos, tomates, papas, pimentón, berenjenas), maíz y alimentos fritos. También le di unos cuantos suplementos antiinflamatorios, como el aceite de kril, cúrcuma y un suplemento que eleva el glutatión (un antioxidante y antiinflamatorio).

Tras seis meses, comenzamos a rotar de nuevo los alimentos que por lo general producen inflamación a los pacientes de artritis, y ella solo comió pequeñas cantidades de esos alimentos cada cuatro días. Su inflamación la controlamos con dieta y suplementos, y aunque sus deformidades (en sus dedos) no desaparecieron, las deformidades no siguieron empeorando.

Tras recuperar su nueva "normalidad" de artritis reumatoide

controlada, siguió adelante. Se casó, tuvo dos hijos, y la última vez que escuché de ella le iba muy bien. Ya no toma ningún medicamento que originalmente le recetó su reumatólogo, y hace ya varios años de su primer diagnóstico.

Mirando atrás, si lo hubiéramos atajado antes, probablemente podríamos haber hecho incluso más. Con algunos pacientes, si la artritis reumatoide ha sido diagnosticada recientemente y se identifican y eliminan los alimentos inflamatorios, los efectos de la dieta antiinflamatoria pueden ayudar al cuerpo a volver a como era antes, al punto de dejar de dar positivo en los análisis de la enfermedad. Lo he visto multitud de veces.

ALIMENTOS QUE POR LO GENERAL AVIVAN LAS ENFERMEDADES AUTOINMUNES

- Gluten (trigo, cebada, centeno)
- Cereales sin gluten (maíz)
- Solanáceas (tomate, patatas, pimentón, pimientos, berenjenas)
- Azúcar
- Todos los alimentos genéticamente modificados (OGM): soja, aceite de colza, semillas de algodón, azúcar de remolacha, papaya
- Grasas trans, alimentos fritos
- Grasas poliinsaturadas

¡UN DOLOR EN EL CUELLO!

Según el CDC, alrededor del 23% de la población de Estados Unidos (mayores de dieciocho y no institucionalizados) sufre de artritis. El número va en aumento según va envejeciendo la población y volviéndose más obesa. La osteoartritis es la forma más común de artritis, que por lo general afecta a los dedos, rodillas, cuello, espalda y caderas. Es, de forma simple, una enfermedad degenerativa de las articulaciones.

La artritis reumatoide, por el contrario, es una enfermedad autoinmune que también produce dolor de articulaciones, pero es el resultado de la erosión del cartílago y el hueso. También puede afectar a distintos órganos del cuerpo. El CDC informa que solo alrededor del 1% de la población tiene artritis reumatoide y que las causas son desconocidas (y no hay cura que se sepa).

Pero la osteoartritis y la artritis reumatoide, las dos formas más comunes de artritis, son algo más que solo un dolor de cuello. Ambas están asociadas a la inflamación de las articulaciones. En la artritis reumatoide, estamos hablando de:

- Cartílago y hueso destruidos
- Huesos deformados
- Articulaciones fusionadas
- Mayor riesgo de anemia (niveles bajos de glóbulos rojos que producen fatiga, debilidad, mareo)
- Pulmón reumatoide (fluido en los pulmones, marcas, bultos, hipertensión en los pulmones)
- Mayor riesgo de enfermedades cardiacas
- Incapacidad para hacer las tareas diarias
- Pérdida del trabajo

En la artritis, las complicaciones incluyen:

- Incapacidad para hacer las tareas diarias
- Dolor e hinchazón en las articulaciones
- No poder andar cómodamente o sentarse erguido
- Articulaciones torcidas
- Deformación
- Pérdida del apetito

- Dificultad para dormir
- Depresión[13]

Por lo general comienza con dolor de articulación, seguido de enrojecimiento, rigidez e hinchazón (señales de una inflamación aguda). Si la inflamación aguda no se trata, conduce a la inflamación crónica, la cual lleva al dolor crónico, y si se ignora el dolor, por lo general sigue la deformidad.

¿Padece usted dolor articular?

No lo ignore. Su cuerpo tiene múltiples sistemas de aviso, y el dolor es por lo general una señal de que la inflamación está presente. Identifique los alimentos y desencadenantes de la inflamación y después elimine esos alimentos. En otras palabras, arréglelo; no lo tape o finja que no existe.

Imagínese si se encendiera la luz del motor en su automóvil. La lucecita roja de "revise el motor" está parpadeando en el salpicadero… ¿acaso va a ignorar esa luz?

Yo solía estacionar mi automóvil bajo el pórtico de mi casa. Ponía mi automóvil en el lateral de la casa. Era un sitio estupendo, con sombra y listo para tener un rápido acceso para ir a trabajar. Una mañana, arranqué el motor y oí unos chasquidos muy raros y sonidos molestos, pero el automóvil arrancó. Se encendió la luz de "revise el motor". Imaginé que era tan solo un problema técnico, algún desajuste que arreglar a los 40.000 kilómetros (25.000 millas), cifra que acababa de alcanzar. Era, a fin de cuentas, un auto nuevo. No sería muy importante.

Sin embargo, pocas semanas después, esa molesta luz de "revise el motor" seguía encendida y el sonido había empeorado, así que imaginé que tendría que sacar una cita para la revisión de los 40.000 kilómetros, la cual sería algún ajuste mínimo que no me llevaría mucho tiempo.

No había pasado mucho tiempo sentado cuando el mecánico salió a la sala de espera y dijo: "Tiene que ver esto, porque si no se lo enseñamos, pensaría que le estamos mintiendo". Me llevó a la zona donde estaba elevado mi automóvil por encima de nuestras cabezas y me enseñó varios cables del motor que estaban destrozados. "Probablemente se metió una rata debajo del capó y mordió todos los cables", me dijo. "Básicamente tenemos que reemplazar todos estos cables dañados".

La luz de mi motor solo estaba intentando ayudarme, y yo no le había prestado atención durante semanas. Tuve suerte de que no se estropeara en la carretera o que se hubiera roto otra cosa como consecuencia de ello.

Ignorar el problema no hará que desaparezca. He oído a algunas personas decir que han quitado el fusible para no ver la luz del motor encendida. ¡Eso no es muy inteligente!

En cuanto a su cuerpo, figuradamente hablando, usted viene equipado con luces de aviso que registran el dolor. Si ignora la luz roja de aviso parpadeando "dolor, dolor, dolor", el dolor no desaparecerá. Empeorará, y la luz de aviso es normalmente la inflamación que desencadena el dolor.

Cuando va al doctor, el protocolo normal es tratar sus síntomas. Eso es lo que se nos ha enseñado a los médicos que hagamos. Quizá le ayudarán a enmascararlo con medicamentos para el dolor para que no tenga que tratar la causa real, pero ¿acaso no es eso algo parecido a quitar el fusible?

Con el tiempo empeorará... y no puede desconectar todos los fusibles.

Con mi soriasis, mi principal irritador y fuente de inflamación era el gluten (comido a diario, con cada comida) y los pimientos (comidos casi a diario, en raciones generosas). Mi intestino delgado estaba inflamado y era incapaz de recuperarse.

Si hubiera habido una pastilla para quitar el picor y el sarpullido, o incluso reducir los síntomas aunque fuera muy poco, la habría tomado al instante; y todo el tiempo habría seguido comiendo los alimentos que estaban causándome problemas.

Los alimentos que comemos por lo general desencadenan enfermedades o añaden combustible al fuego. De cualquier forma, hasta que no llegamos a la fuente del problema y lo arreglamos de verdad, es muy probable que veamos aparecer cada vez más y más síntomas. Es inevitable.

ALIMENTOS QUE POR LO GENERAL ALIVIAN LAS ENFERMEDADES AUTOINMUNES

- Bayas (arándanos, moras, frambuesas, fresas)
- Brócoli, repollo, coles de Bruselas
- Semilla de linaza, semillas de chía
- Grasas saludables (aceite de oliva, aguacates)
- Salmón salvaje, sardinas salvajes
- Almendras, nueces, nueces de macadamia
- Col rizada, espinacas

LA INFLAMACIÓN ES UNA ADVERTENCIA

La inflamación es otra de las luces de advertencia de su cuerpo que no debería ignorar.

Hace varios años, mi esposa Mary comenzó a experimentar un dolor en su dedo índice derecho. Le dolía mucho, como si tuviera un esguince o una distensión. Con el tiempo, el dolor aminoró, pero regresaba vengativo cada cierto tiempo.

Ella no tenía ni idea de qué lo estaba produciendo, así que aprendió a vivir con el dolor. No se puede hacer mucho en el caso de un dedo dolorido e inflamado… ¿inflamado?

Yo había estado estudiando los muchos vínculos entre los alimentos, la inflamación, el dolor y las enfermedades. ¿Podría el dedo de una mano ser una luz de aviso, una señal de que cierto alimento estaba causando el dolor y la inflamación?

La siguiente vez que le ocurrió, le pregunté: "¿Qué comiste en las últimas 24 horas?".

"No es la comida", respondió ella, pero me siguió la corriente, enumerándome todo lo que había comido en los últimos dos días.

"Creo que son los alimentos fritos que comiste", añadí yo. "Así que la próxima vez que comas algo frito, revisa el estado de tu dedo al día siguiente".

Meses después, sentía pulsaciones en su dedo índice. Le dolía más de lo normal. La noche antes, estuvimos juntos en un restaurante y ella había comido uno de sus aperitivos favoritos: pieles de papas. Ella creía que eran al horno, pero pregunté y me dijeron que las pieles de papa se freían.

Desde entonces, Mary ha dejado de comer fritos, y si come algo, lo hace en cantidades muy pequeñas. ¿El resultado? No ha vuelto a tener esas palpitaciones y dolor severo en su dedo índice desde entonces.

> ## ANTOJOS
>
> Los que tienen osteoartritis por lo general tienen antojo de: *lácteos, alimentos fritos, carne roja y solanáceas.*

No era el alimento en sí (por ej., pieles de papas) lo que le daba problemas a Mary, sino los aceites en los que se cocinaban sus alimentos.

He descubierto que las grasas poliinsaturadas, como el aceite de maíz, aceite de semillas de algodón, aceite de cártamo, aceite de girasol y aceite de soja, son un gran desencadenante de inflamación de las articulaciones. Un poco está bien, pero mucho es malo para usted, especialmente si está frito.

Por desgracia, estos mismos aceites están en la mayoría de las salsas, aliños de ensalada y productos con una base cremosa. La mayoría de los restaurantes de comida rápida usan estos aceites porque son buenos para cocinar y son baratos. El inconveniente es que los aceites también son extremadamente inflamatorios. Si usted come comida rápida frecuentemente, está pidiendo dolor en sus articulaciones.

Con la osteoartritis, casi siempre hay un alimento que está provocando la irritación. Su trabajo es encontrar ese "aguijón" y eliminarlo. Cuando lo haga, el dolor probablemente remitirá, la inflamación disminuirá y las articulaciones mejorarán. El problema viene cuando los doctores le dan un medicamento antiinflamatorio que le permite seguir comiendo los alimentos que provocaron la inflamación en primera instancia.

Si cree que es sensible a ciertos alimentos, puede hacer su propio test de eliminación de alimentos. En cuanto a la artritis, elimine de su dieta las carnes procesadas (beicon, salami, pepperoni, chorizo), maíz, soja, trigo, cerdo, azúcar, yemas de huevo, res, marisco, leche y productos lácteos, grasas omega-6 o grasas poliinsaturadas (aceite de girasol, de cártamo, de maíz, de semilla de algodón y de soja), solanáceas (tomates, berenjenas, patatas, pimentón y pimientos, jalapeños y cayena), y alimentos fritos.

SALUD

Por lo general, las cerezas ácidas alivian el dolor de la osteoartritis.

Deje de comer por completo esos alimentos de dos a cuatro semanas. Después, durante una semana, coma uno de los alimentos que eliminó. Si no tiene dolor, enrojecimiento, calor o hinchazón, continúe comiéndolo. Si tiene esos síntomas, entonces debería dejar de comer ese alimento durante al menos seis meses, y después de eso comer solo una pequeña cantidad cada cuatro días o más. Ahora bien, muchos pacientes de artritis son sensibles a todos los alimentos inflamatorios anteriores relacionados con la artritis.

La deformidad puede al final llegar a nuestras articulaciones si seguimos ignorando las señales de aviso. Con todo el dolor y la inflamación, he descubierto que la fuente del problema casi siempre está relacionada con los alimentos.

En los pacientes de osteoartritis (y pacientes de diabetes tipo 2), por lo general tenemos un 90 por ciento de mejora si la enfermedad se ataja a tiempo, y es principalmente su dieta lo que ajustamos. He descubierto que los alimentos más comunes que producen más inflamación en las articulaciones, tanto para hombres como para mujeres, son:

Nº 1: Lácteos (queso, leche, helado, yogurt, crema agria)

Nº 2: Alimentos fritos

Nº 3: Carne roja/cerdo/carnes procesadas/marisco

Nº 4: Solanáceas (tomates, patatas, pimientos, pimentón, berenjena)

Nº 5: Grasas poliinsaturadas (aceite de maíz, aceite de semillas de algodón, aceite de girasol, aceite de cártamo)

Nº 6: Grasas trans (margarina, manteca, etc.)

Nº 7: Maíz

Nº 8: Trigo

¿Podría estar sin estos alimentos durante un tiempo, o para siempre, si eso significara no tener que preocuparse por la artritis? Por supuesto que podría.

Poco después de que Mary y yo nos casáramos, observé que le sonaban las rodillas cuando subía y bajaba las escaleras. "Es normal", decía ella, pero que te suenen las rodillas no es normal, mucho menos para una persona joven. Por lo general, es una señal de que el cuerpo está deshidratado de alguna manera.

Dependiendo de la edad y el género, estamos compuesto aproximadamente de un 60-70 por ciento de agua, pero las células del cerebro son agua en un 85 por ciento. Dentro de nuestro cuerpo hay ciertos niveles de fluidos que no pueden bajar. Su nivel de fluido espinal es muy importante, así como su sangre. Pero su líquido sinovial que baña las articulaciones, el fluido que infla los discos (esos discos son agua en un 90 por ciento), y los fluidos digestivos no son tan importantes como su fluido espinal o su sangre.

De nuevo es algo parecido a un vehículo, ¿verdad? Es obvio que usted no llegaría muy lejos sin gasolina, pero si se queda sin aceite, destruirá su motor. Pero puede recorrer una larga distancia sin su fluido limpia parabrisas.

Esto es lo interesante: su cuerpo sacrifica ciertos fluidos para mantener otros fluidos en su nivel adecuado. Lo que hará es tomar agua de un sitio (por ej., de sus articulaciones y discos) para hidratar otro lugar (por ej., su fluido espinal). Las reservas de menor prioridad se rebajarán en un esfuerzo por mantener al máximo de su capacidad sus reservas de máxima prioridad.

¿El resultado? Los problemas de espalda pueden ser debidos a que los discos están bajos de agua, y como un neumático que tiene poco aire, finalmente se puede estropear, o deformar, o degenerar. Si no está hidratando sus discos y sus articulaciones no se podría agachar o retorcer un día y esa articulación o disco se podría romper.

Los ruidos en las rodillas de Mary es otro ejemplo de deshidratación. Ella solía beber muchos refrescos light, pero al reducir los refrescos y aumentar su ingesta de agua (especialmente agua alcalina), los ruidos desaparecieron.

No tener agua suficiente es un componente muy importante de aquellos que están luchando contra la osteoartritis. Los refrescos, cafés y bebidas light que la gente bebe realmente no cuentan porque esas bebidas por lo general tienen cafeína y propiedades diuréticas. Usted necesita agua, mucha, para mantener su cuerpo bien hidratado.

De manera interesante, he visto que muchos pacientes con artritis, especialmente la artritis reumatoide, han contenido rencor y amargura encerrados en su interior. Soltar esas emociones negativas y dañinas, incluyendo expectativas no cumplidas, y reemplazarlas por la gratitud y la esperanza ayudan mucho a sanar a los pacientes.

¿Está luchando contra el dolor en sus dedos, espalda, cuello, rodillas o algún otro lugar? Casi siempre hay un alimento inflamatorio detrás de los síntomas, pero a veces también está relacionado con las emociones tóxicas. Sea cual sea su situación, si le han ofendido, ¿está dispuesto a soltarlo?

Hace años, una amiga nuestra pisó un trozo de madera y se le clavó una astilla en el pie. Se la sacó, pero su piel no se sanó adecuadamente. Al final, tras cojear durante meses, fue al podólogo. Él encontró una astilla de casi tres centímetros enterrada muy hondo en su pie. Cuando la sacó, ella se sanó enseguida. No más dolor.

Elimine el "aguijón" y su cuerpo sanará. ¡Ese es un mensaje de esperanza!

LA DIETA MEDITERRÁNEA MODIFICADA PARA LA ARTRITIS

¿Cuán motivado está para pasar a la acción? Realmente merece la pena estar internamente motivado para hacer lo que sea necesario para recuperar su salud. Si aún no lo está, empiece aclarando su "por qué" quiere estar saludable. ¿Por qué quiere recuperar su salud? ¿Por qué quiere vencer la artritis?

Trabaje en su respuesta y refínala hasta que sea un deseo ardiente que le motive para hacer lo que sea necesario para estar saludable. Deje que ello le impulse hasta donde quiera ir, que es un estilo de vida saludable ¡que le dé la vida y la libertad que usted quiere!

A continuación tiene la Dieta Mediterránea modificada fundamental, salvo que en varios lugares verá que está ligeramente alterada para que reduzca mejor la inflamación para la artritis.

Nivel 1: frutas, verduras, frutos secos, judías y otras legumbres. Las ensaladas consisten en lechuga de hoja verde oscura, tomates en rama, brócoli, espinacas, pimientos, cebolla y pepino. Servir los vegetales en ensaladas, como entrantes o como plato principal o de acompañamiento. Las frutas por lo general son un postre o aperitivo. Usar frutos secos por encima para añadir sabor y textura. Las judías y legumbres por lo general se usan en sopas, añadidas a las ensaladas, usadas para mojar (por ej., humus), o como plato principal.

Alterada: Elimine las solanáceas (tomates, berenjenas, pimentón, papas y pimientos: verde, cayena y jalapeño).

RACIONES

#7

#6#6

#5#5#5

#4#4#4#4

#3#3#3#3#3

#2#2#2#2#2#2

#1#1#1#1#1#1#1

Sugerencias: Comience con una ensalada grande en la comida o la cena (sin croutóns). Coma tres raciones de verduras al día y más si puede. Coma crudo, al vapor, a la plancha o cocinado con poco fuego con aceite de oliva, aceite de nueces de macadamia, o aceite de coco. Coma 1-2 raciones de fruta al día (arándanos, moras, fresa, frambuesa, limones, limas o cualquier otro tipo de fruta, pero evite el jugo de fruta).

Sugerencias: Coma entre 1 y 2 tazas diarias de frijoles, sopas de frijoles, guisantes, lentejas, legumbres y humus, preferiblemente antes de las comidas. Elimine la soja.

Nivel 2: avena y quinoa, mijo o pan de mijo, arroz integral y batata. Si no es sensible al gluten, está tratando de perder peso o sufre de hipertensión, diabetes o colesterol alto, entonces las patatas, el pan germinado (por ej., pan de Ezequiel 4:9) o pan fermentado (pan de masa fermentada) están bien de vez en cuando y con moderación, a menos que tenga artritis reumatoide.

Alterada: Elimine por completo de su dieta el gluten (trigo, centeno, cebada) y el maíz.

Nivel 3: aceite de oliva, usado en vez de otros aceites, margarina, etc. No solo para cocinar, sino que se mezcla comúnmente con vinagre balsámico como aliño de ensaladas.

Alterada: Elimine por completo de su dieta todos los alimentos fritos.

Sugerencias: Consuma de 2 a 4 cucharadas de aceite de oliva virgen extra al día, con el cocinado y en las ensaladas (con vinagre balsámico o cualquier otro tipo de vinagre).

Sugerencias: Coma un puñado de frutos secos crudos (almendras, avellanas, pacanas, anacardos, nueces, nueces de macadamia) diariamente.

Nivel 4: lo siento, nada de lácteos.

Alterada: Elimine por completo de su dieta la leche y todos los lácteos.

Alterada: Elimine por completo de su dieta el chocolate con leche. El chocolate negro, con moderación, está bien.

Nivel 5: pescado comido más que otras carnes, en raciones de 4-6 onzas o 110-170 gramos unas cuantas veces por semana.

Nivel 6: pollo, pavo y huevos sin las yemas. El pollo en raciones de 3-6 onzas o 85-170 gramos unas cuantas veces por semana es algo común.

La carne por lo general es sin piel y se añade en sopas, guisos y otros platos cargados de verduras. Solo entre 1-6 claras a la semana, 1 yema con 3 claras una o dos veces por semana.

Sugerencias: Si lo pasa por la plancha, haga los filetes finos y marínelo en vino tinto, jugo (granada, cereza), o salsa curry. Elimine cualquier zona quemada de la carne.

Nivel 7: carne roja, en forma de res, ternera, cerco, cordero y cabra, se come solo unas cuantas veces al mes. Por lo general, se sirve para salpicar un plato de verduras, pasta o arroz.

Alterada: Elimine por completo de su dieta la res, el cerdo y todas las carnes procesadas.

Sugerencias: Rote las verduras y carnes cada 4 días (no coma los mismos alimentos todos los días). Por ejemplo, el día 1 coma pollo, después el día 2 pavo y el día 3 salmón, y así sucesivamente.

ENFERMEDADES AUTOINMUNES

Una enfermedad autoinmune se desarrolla cuando su sistema inmunitario ataca las células saludables. Una enfermedad autoinmune puede atacar uno o muchos tipos de tejidos del cuerpo. Algunas de las enfermedades autoinmunes más comunes son:

1. Tiroiditis de Hashimoto
2. Artritis reumatoide
3. Lupus eritematoso sistémico
4. La enfermedad de Graves (tiroides más activa de la cuenta)
5. Diabetes tipo 1
6. Enfermedades del vientre hinchado (enfermedad de Crohn, colitis ulcerosa)
7. Soriasis

Los investigadores han identificado entre ochenta y cien enfermedades autoinmunes distintas. El Instituto Nacional para la Salud (NIH) calcula que hasta 23,5 millones de estadounidenses tienen enfermedades autoinmunes, sin embargo los números del NIH solo incluyen veinticuatro enfermedades autoinmunes. La Asociación Americana contra las Enfermedades Autoinmunes calcula que 50 millones de estadounidenses padecen enfermedades autoinmunes.

La causa de la enfermedad autoinmune es desconocida; sin embargo, la genética justifica el riesgo de desarrollar una enfermedad autoinmune en aproximadamente la mitad de los casos, y los factores medioambientales en el resto. Desencadenantes medioambientales pueden ser trauma psicológico o estrés, ciertos alimentos, toxinas, medicamentos, metales pesados, pesticidas o deficiencia de nutrientes como niveles bajos de vitamina D, etc.

También creo que los alimentos modificados genéticamente pueden estar contribuyendo al alza de las enfermedades autoinmunes. Un organismo transgénico (OGM) es una planta o animal que ha sido modificado genéticamente añadiéndole pequeñas cantidades de material genético de otro organismo mediante técnicas moleculares. Las plantas OGM han recibido tratos genéticos para protegerlas de las plagas, para ayudarles a tolerar los herbicidas (Roundup), o para mejorar la calidad. Ejemplos de cosechas OGM incluyen soja Roundup Ready, maíz Roundup Ready, patatas Bt, maíz Bt, y más. Algunos investigadores están preocupados de que el ingrediente clave en el Roundup (glifosato) interrumpa los caminos metabólicos de las bacterias en sus intestinos del mismo modo que lo hace una planta, y esto puede llevar a inflamación sistémica de bajo grado. La inflamación sistémica de bajo grado es la raíz de la mayoría de las enfermedades autoinmunes.

La Academia Americana de Medicina Ambiental reportó: "Varios estudios con animales indican graves riesgos de salud asociados al consumo de alimentos GM incluyendo infertilidad, [problemas] inmunes, aceleramiento del envejecimiento, fallo en la regulación de la insulina… y cambios en el riñón, hígado, bazo y sistema gastrointestinal".[14]

Algunos investigadores afirman que entre un 70 y 85 por ciento de los alimentos que se venden en los supermercados contienen OGM. Sin embargo, la FDA no exige que los fabricantes divulguen en la etiqueta si sus alimentos son transgénicos o no. Los siete alimentos enumerados abajo son casi siempre OGM, y por lo tanto, deberíamos escoger alimentos orgánicos que no contengan OGM.

La Dieta Mediterránea modificada para las enfermedades autoinmunes es la misma que la Dieta Mediterránea modificada para la artritis, salvo que se deberían eliminar también todos los alimentos GM, especialmente el maíz transgénico, la soja, el aceite de semillas de algodón, el aceite de soja, la remolacha de azúcar, la papaya y las patatas.

LOS 7 PRINCIPALES ALIMENTOS OGM[15]

1. Maíz (88%): ingrediente popular en alimentos procesados y básico en el pienso animal

2. Soja (93%): aceites hidrogenados, lecitina, emulsionantes, tocoferol (un suplemento de vitamina E) y proteínas

3. Semillas de algodón (94%): aceite vegetal, margarina o producción de manteca, alimentos fritos como las papas fritas

4. Colza (90%): El aceite de colza se usa para cocinar, y también como biocombustible

5. Remolacha azucarera (90%): La remolacha azucarera produce el 54% del azúcar que se vende en los Estados Unidos

6. Papaya (75% de la cosecha de papaya hawaiana):

7. Alfalfa: no hay alfalfa GM en el mercado, pero los granjeros la usan como alimento para las vacas lecheras.

SE REDUCE A UN NEGOCIO

Los rayos X no daban lugar a la duda. Mi amigo tenía una grave osteoartritis en sus rodillas. Su doctor le dijo: "Necesitará prótesis totales bilaterales para las rodillas. Casi se está rozando un hueso con el otro, lo cual significa que le queda muy poco cartílago en las rodillas".

Mi amigo tenía algo más de cuarenta años y le quedaba mucha vida por vivir aún. El diagnóstico de quitarle las dos rodillas no era la noticia que estaba esperando oír.

Cuando vino a mi consulta, analizamos su dieta. Algo que noté enseguida fue su adición a la leche. Le encantaba y se bebía dos litros de leche diarios. Al hacer las pruebas, resultó que era muy sensible a los lácteos.

También significaba que había estado ignorando la luz de aviso del dolor que su cuerpo le había estado mandando desde hacía bastante tiempo. El persistente dolor en sus rodillas estaba ahí mucho antes de visitar al médico que le hizo la radiografía y le dio su desalentadora noticia.

La alta sensibilidad a los lácteos significaba que no era alérgico, pero ciertamente le estaba produciendo inflamación, dolor y daño. Enseguida eliminó por completo de su dieta la leche, el queso, helado y yogurt. Todos los lácteos se dejaron de lado durante doce meses.

Al final del año, mi amigo regresó a su médico ortopedista y dijo: "¿Puede volver a revisar mis rodillas?".

Su doctor le hizo una radiografía de ambas rodillas, pero cuando discutían la radiografía, el doctor dijo: "No pueden ser las mismas rodillas. El año pasado casi se chocaban los huesos, pero estas rodillas que muestran las radiografías son rodillas normales. El cartílago ha vuelto a crecer. Estas no pueden ser las mismas rodillas".

Mi amigo se rió. "Son las mías. Sencillamente dejé de comer lácteos durante doce meses".

Hoy, muchos años después, mi amigo sigue siendo el orgulloso propietario de dos rodillas que no ha tenido que reemplazar. Están bien, y él también está fantástico, pero sigue evitando los lácteos.

Por fortuna, pudimos llegar al fondo de sus síntomas y tratar la inflamación.

Usted puede hacer lo mismo. Si su cuerpo le está dando una luz roja que parpadea diciendo "dolor" en algún lugar, no lo ignore. Encuentre la causa, para que usted también, al igual que mi amigo, pueda continuar hacia delante.

CAPÍTULO OCHO

℞

SU VIAJE

El Capítulo Ocho trata por completo de la diabetes tipo 2, saber qué es y por qué no es buena para usted. En vez de seguir las tendencias nacionales, puede luchar contra ella. Descubra de forma precisa cómo curar, controlar y gestionar la enfermedad. El proceso funciona. Ha sido probado una y otra vez. Con la Dieta Mediterránea modificada, usted puede vencerla.

Don Colbert, MD

CÓMO VENCER LA DIABETES TIPO 2
con la Dieta Mediterránea modificada

CHUCK ERA YA un señor muy mayor. A sus 85 años, era de ideas fijas. Su hijo, cerca ya de los sesenta años, era el que hablaba. "El doctor nos dijo que papá es prediabético", me explicaba él. "Su nivel de hemoglobina A1C es de 6,4".

Ambos sabíamos que cuando los niveles de hemoglobina A1C superaran los 6,5 pasaría de ser prediabético a tener diabetes tipo 2. Como los niveles de HbA1C reflejan los niveles de azúcar en sangre, cuanto más suba el número significa que el cuerpo cada vez se está haciendo más resistente a la insulina. Con diabetes tipo 1, el cuerpo ya no produce insulina; con diabetes tipo 2, el cuerpo está produciendo insulina pero la insulina no baja el azúcar en sangre de manera eficaz porque el cuerpo es resistente a la insulina. Chuck estaba llamando a la puerta de una vida ¡que no quería vivir! Claro, era mayor, pero esta no era una buena forma de terminar.

"Quiero beber lo que quiera y comer lo que quiera", demandaba Chuck.

"Eso significa helado por las noches y rosquillas para desayunar", tradujo su hijo. "Le he dicho durante años que eso no es bueno para él, pero no me hace caso".

Yo le susurré al hijo: "Tenemos que hacer que su padre cambie de mentalidad o al final destruirá sus riñones. Esos números de HbA1C no son buenos ahora mismo, y las funciones de sus riñones están empeorando".

Chuck era un anciano malhumorado y necesitaba algo que abriera sus ojos hacia el lugar al que se dirigía… antes de que llegara allí.

Literalmente, me volví hacia Chuck y le dije: "Quiero que vaya usted a una unidad de diálisis de un hospital local. Si sigue así usted, tendrá que ir a diálisis tres días por semana durante tres horas al día. Durante esas tres horas, se sentará en una silla mientras se dializa su sangre. Sus riñones necesitarán eso porque, a este ritmo, sus riñones finalmente dejarán de funcionar bien".

Hice una pausa y pregunté: "¿Está usted seguro de que quiere pasar tres horas al día, tres días por semana, haciendo eso? Sé que tiene cosas mejores que hacer con su tiempo".

Tres semanas después, el hijo llamó y dijo: "Es como si usted hubiera golpeado a mi papá con un tablón de madera. Ya no come helado por la noche, ha dejado de comer rosquillas en el desayuno, y está perdiendo ya grasa abdominal".

ALIMENTOS QUE POR LO GENERAL SUBEN EL AZÚCAR EN SANGRE

- Arroz blanco
- Productos con trigo (pan, pasta, galletas saladas, lacitos pretzels, la mayoría de los cereales)
- Productos con maíz procesado (patatas de maíz, palomitas, tortillas, harina de maíz)
- Papas, papas fritas de bolsa
- Pasteles, tartas, galletas
- Refrescos, bebidas azucaradas, jugos de frutas, batidos
- Fruta deshidratada

"¡Eso es una buena noticia", le animé.

"Pero eso no es todo", continuó el hijo. "Me dice constantemente: 'No iré a la diálisis, ¡de ninguna manera!'. Gracias por lo que le dijo. Fue como una llamada de atención".

Viendo que Chuck era un tipo de ideas fijas, apuesto a que nunca se convertirá en alguien con diabetes tipo 2. Sigo revisando sus niveles de HbA1C cada tres meses y están muy bien.

¡Esta es la parte buena de la tozudez!

NO ES COSA DE POCO

El CDC reporta que desde 1980 a 2011, el número de personas con diabetes tipo 2 se ha triplicado, y eso significa que hoy, una de cada once personas tiene diabetes y una de cada tres es prediabética. Añadamos a esto un 50% de aumento en la tasa de mortalidad por diabetes, y los que padecen diabetes tipo 2 tienen un futuro muy lúgubre por delante.

Según la Asociación Americana para la Diabetes, las complicaciones para los que padecen diabetes tipo 2 incluyen:

- Problemas en la piel
- Problemas en los ojos, incluyendo retinopatía diabética y ceguera
- Neuropatía (daño del nervio)
- Problemas en los pies, incluyendo amputación
- CAD (cetoacidosis)
- Enfermedad del riñón (nefropatía)
- Hipertensión
- Derrame cerebral
- Síndrome hiperglucémico hiperosmolar no cetósico (HHNS)
- Gastroparesis
- Enfermedades cardiacas
- Problemas de salud mental
- Problemas de embarazo

ALIMENTOS QUE POR LO GENERAL BAJAN EL AZÚCAR EN SANGRE

- Avena
- Fibra soluble (judías, guisantes, lentejas, humus)
- Semillas (linaza, chía)
- Brócoli, repollo, coles de Bruselas
- Aceite de oliva, aguacates
- Almendras, nueces, anacardos
- Verduras de hoja oscura (col rizada, espinacas)

Tener diabetes tipo 2 no es un detalle trivial, algo que uno puede ignorar o tratarlo los fines de semana o preocuparse por ello los días de fiesta. Las arrugas, ceguera, amputación de miembros, enfermedades del riñón y más probabilidades de tener demencia (dos o tres veces más probabilidad) no son detalles "menores", y son preocupaciones muy reales y constantes.

¡Este es un asunto serio!

Con diabetes tipo 2, cuanto más tiempo la tiene, más riesgo hay de que estas complicaciones lleguen. Tener niveles altos de azúcar en sangre durante mucho tiempo sin prestarles atención significa que está dañando sus células beta que producen la insulina. Finalmente, lo más probable es que necesitará insulina, especialmente si esto ha sucedido por diez años o más.

Por fortuna, si se aborda pronto, es posible volver a sensibilizar los receptores de insulina en su páncreas para que probablemente no necesite insulina, y muchos puedan dejar sus medicinas para la diabetes.

La insulina es como una llave que abre las células para que tomen el azúcar. Con resistencia a la insulina, figuradamente hablando, la cerradura está oxidada y la llave no puede abrirla. Esta resistencia a la insulina significa que necesita más y más insulina para que el azúcar llegue a entrar en la célula, y finalmente el cuerpo se vuelve tan resistente a la insulina que el azúcar no puede entrar en las células y se queda en la sangre. Es entonces cuando se desarrollan los síntomas de tener más sed y orinar más debido al elevado azúcar en sangre.

Si usted no se ha controlado bien la diabetes tipo 2 durante quince o veinte años, el daño sobre las células beta puede que sea irreversible.

Por fortuna, aún podemos ayudarle. Quizá necesite ponerse un poco de insulina el resto de su vida debido al daño, pero un poco de insulina es mejor que mucha.

¿Recuerda la estadística anterior (del CDC) respecto al 70% de adultos con sobrepeso y más del 35% con obesidad, y que el índice de obesidad se ha duplicado entre adultos y niños y triplicado entre adolescentes? Siendo muy claro, la epidemia de diabetes sencillamente está siguiendo a la epidemia de obesidad.

> **SALUD**
>
> Su número de HbA1C debería ser de 5,6 o menos, óptimamente de 5,0. ¿Sabe cuál es su número de HbA1C?

Afortunadamente, esta es una estadística con la que usted no tiene por qué vivir.

He visto a pacientes con cánceres avanzados y a personas con esclerosis lateral amiotrófica (ELA, o más conocida como la enfermedad de Lou Gehrig). Llámeme loco, pero cuando alguien entra en mi consulta con diabetes tipo 2, a veces me río. Ahora bien, no me río porque sea rudo o insensible, ¡sino porque podemos vencerlo! Si esa persona lo ha tenido durante menos de diez años y no pesa 300 kilos (500 libras), por lo general podemos revertirla en la mayoría de los casos.

Por fortuna, la diabetes tipo 2 es fácil de solucionar. Es fácil de revertir.

CÓMO PUEDE SOLUCIONAR SU DIABETES

Afortunadamente, hay respuestas que pueden controlar, manejar ¡e incluso curar su diabetes tipo 2! Solo hay un factor: *usted*. Esto se debe a que la diabetes tipo 2 no es algo que usted *agarra*... sino que la *desarrolla* con el tiempo.

Es suya. Usted la provocó. Usted la escogió tomando regularmente malas decisiones alimenticias. ¡Pero puede arreglarlo!

Por fortuna, puede deshacerse de la diabetes tipo 2 que ha estado repiqueteando como una cadena de metal en su cuello. ¡Usted puede vencerla!

Voy a dejar de dar vueltas y a darle los tres secretos para superar la diabetes tipo 2. ¿Está preparado? Aquí están:

1. Pierda grasa abdominal
2. Controle su dieta
3. Ejercítese regularmente

Armado con esto, probablemente nunca desarrollará diabetes tipo 2, o podrá revertirla por completo.

SALUD

La diabetes tipo 3, que conlleva resistencia a la insulina en el cerebro, se conoce mejor por su otro nombre: enfermedad de Alzheimer.

Esta enfermedad sigue la medida de su cintura, y la respuesta está en la Dieta Mediterránea modificada. Con ella puede perder la grasa abdominal, controlar su ingesta de alimentos y nutrir su cuerpo. Todo esto, entre otras muchas cosas buenas, ayuda a volver a sensibilizar sus receptores de insulina, los cuales controlarán su apetito y por lo general borrarán la necesidad de ponerse insulina.

La epidemia de diabetes tipo 2 se trata en realidad de una sola cosa, y solo una: *su cintura*.

Ahora mismo, mídase la cintura por el ombligo. ¿Cuál es su número?

Un buen número sería la mitad de su estatura, y eso sirve tanto si es hombre como si es mujer. Si mide 1,68 (168 cm o 66 pulgadas) entonces 84 cm (33 pulgadas) sería el tamaño máximo de cintura para usted. Si mide 1,82 (72 pulgadas), entonces 91 centímetros (36 pulgadas) sería el máximo de cintura para usted.

En esta época, el tamaño promedio de cintura en un hombre es de 96 cm (38 pulgadas), y el tamaño promedio de la cintura en las mujeres es de 89 cm (35 pulgadas). Es aquí donde las cosas empiezan a dar miedo: cuando la cintura de un hombre llega a 1 metro (40 pulgadas) y la cintura de una mujer llega a 89 cm (35 pulgadas), ¡ya suelen ser en la mayoría de los casos prediabéticos!

Como la diabetes es una enfermedad por "elección" (malas elecciones alimenticias, malas elecciones de bebida y malas elecciones de ejercicio), ¡usted también puede elegir cambiar su manera de pensar!

ANTOJOS

Los que tienen diabetes tipo 2 por lo general tienen antojo de:

- azúcares
- alimentos procesados
- almidones
- trigo
- maíz

Así es. Fueron sus elecciones antes y es su elección ahora. Siempre es su elección, lo cual significa que *usted* es el único que tiene el poder. Puede elegir, en este mismo momento, tomar buenas decisiones alimenticias.

He ayudado a muchos de mis pacientes a vencer la diabetes tipo 2. La Dieta Mediterránea modificada es la clave. De forma simple, los pacientes eliminan los azúcares, refrescos y granos, excepto la avena, y consumen frijoles, guisantes y lentejas. Disminuyen su ingesta de fruta, reduciéndola a moras, arándanos, fresas, frambuesas, limones y limas.

Si toman medicamentos, no sugiero que los dejen de tomar inmediatamente, pero hago que se revisen sus niveles de azúcar en sangre diariamente. Sin embargo, tras unos pocos meses, por lo general ya pueden quitarse uno o más medicamentos.

En pocos meses, sus niveles de azúcar en sangre normalmente descienden mucho. Si no, puede que tengan que eliminar también la avena y la fruta por un tiempo hasta que bajen sus números. Algunos suplementos vitamínicos también se pueden añadir para acelerar el proceso.

En los pacientes de diabetes tipo 2, si se aborda pronto, el índice de cura por lo general supera el 90 por ciento, y es principalmente su dieta lo que ajustan.

De nuevo, es su elección.

¿Realmente quiere viajar por la carretera de la diabetes tipo 2?

No lo creo. Así que es el momento de dejarla.

Por fortuna, puede hacerlo.

ALIMENTOS QUE POR LO GENERAL AUMENTAN LOS TRIGLICÉRIDOS

- Azúcares simples (fructosa, sacarosa, glucosa, sirope de maíz, miel, maltosa, sirope de arce, néctar de agave)
- Grasas saturadas (alimentos fritos, carne roja, carnes procesadas, piel del pollo, lácteos con alto contenido en grasa, mantequilla, manteca, muchas comidas rápidas)
- Grasa trans (margarina, mantecas, muchas comidas rápidas)
- Granos refinados (pan blanco, pan de trigo, pasta, bagels, pretzel, la mayoría de los cereales, arroz instantáneo, pizza)
- Productos con maíz (chips de maíz, tortilla de maíz, harina de maíz, palomitas)
- Alimentos almidonados (papas, papas fritas, papas fritas de bolsa)
- Tartas, pasteles, galletas, caramelos, refrescos, batidos, jugo de fruta)

LA DIETA MEDITERRÁNEA MODIFICADA PARA LA DIABETES

¿Cuán motivado está para pasar a la acción? Realmente vale la pena estar motivado interiormente para hacer lo que sea necesario para recuperar su salud. Si aún no lo está, comience aclarando su "por qué" para estar saludable. ¿Por qué quiere recuperar su salud? ¿Por qué quiere vencer la diabetes tipo 2?

Trabaje en su respuesta, refínala hasta que sea una pasión ardiente que le lleve a hacer lo que sea necesario para recuperar su salud. Deje que le impulse a donde quiere ir, que es un estilo de vida saludable ¡que le dé la vida y la libertad que quiere! ¿Quiere estar saludable y ayudar a sus hijos, nietos y bisnietos a crecer? Realmente no hay ni que preguntarlo, así que tomemos sabias elecciones hoy.

Ahora sigue la Dieta Mediterránea modificada fundamental, salvo que en varios lugares verá que está ligeramente alterada para vencer mejor su diabetes tipo 2.

Nivel 1: frutas, verduras, frutos secos, frijoles y otras legumbres. Las ensaladas consisten en lechuga de hoja verde oscura, tomates de rama, brócoli, espinacas, pimientos, cebolla y pepino. Servir los vegetales en ensaladas, como entrantes o como plato principal o de acompañamiento. Las frutas por lo general son un postre o aperitivo. Usar frutos secos por encima para añadir sabor y textura. Las judías y legumbres por lo general se usan en sopas, añadidas a las ensaladas, usadas para mojar (por ej., humus), o como plato principal.

Sugerencias: Comience con una ensalada grande en la comida o la cena (sin croutóns). Coma 3 raciones de verduras al día y más si puede. Coma crudo, al vapor, a la plancha o cocinado con poco fuego con aceite de oliva, aceite de nueces de macadamia, o aceite de coco. Coma 1-2 raciones de fruta al día (arándanos, moras, fresa, frambuesa, limones, limas o cualquier otro tipo de fruta, pero evite el jugo de fruta) a menos que aumenten su azúcar en sangre de manera excesiva.

Sugerencias: Coma entre 1 y 2 tazas diarias de frijoles, sopas de frijoles, guisantes, lentejas, legumbres y humus, preferiblemente antes de las comidas. (Antes de comer los frijoles, puede usar 2-3 pastillas de Beano para que le ayuden con la digestión, o dejar los frijoles en remojo toda la noche y tirar el agua por la mañana).

Nivel 2: avena y quinoa, mijo o pan de mijo, arroz integral y batata. Si no es sensible al gluten, está tratando de perder peso o sufre de hipertensión, diabetes o colesterol alto, entonces las patatas, el pan germinado (por ej., pan de Ezequiel 4:9) o pan fermentado (pan de masa fermentada) están bien de vez en cuando y con moderación.

Alterada: Elimine por completo de su dieta el gluten (trigo, centeno, cebada) y el maíz y el arroz blanco. Elimine también el mijo, arroz dorado y batatas hasta que el azúcar en sangre esté controlado, y después limite el tamaño de las raciones al tamaño de una pelota de tenis.

Nivel 3: aceite de oliva, usado en vez de otros aceites, margarina, etc. No solo para cocinar, sino que se mezcla comúnmente con vinagre balsámico como aliño de ensaladas. El uso de pequeñas cantidades de mantequilla orgánica está bien.

Alterada: Elimine por completo de su dieta todos los alimentos fritos.

Sugerencias: Consuma de 2 a 4 cucharadas de aceite de oliva virgen extra al día, con el cocinado y en las ensaladas (con vinagre balsámico o cualquier otro tipo de vinagre).

Sugerencias: Coma un puñado de frutos secos crudos (almendras, avellanas, pacanas, anacardos, nueces, nueces de macadamia) diariamente.

Nivel 4: queso y yogurt, en pequeñas cantidades. Parmesano rallado fresco sobre la pasta o un poco de queso feta en una ensalada es algo común. El yogurt (como una taza al día) es la forma de tomar comúnmente la leche, y tiene que ser baja en grasa o desnatada, servida con fruta fresca. El yogurt también es un aliño de ensaladas (por ej., mezclado con pepinos, ajo, cebolla y eneldo).

RACIONES

#7
#6#6
#5#5#5
#4#4#4#4
#3#3#3#3#3
#2#2#2#2#2#2
#1#1#1#1#1#1#1

Alterada: Puede usar yogurt desnatado sin azúcar o queso cottage desnatado sin azúcar y añadir su propia fruta (bayas), rotando los lácteos cada cuatro días.

Nivel 5: pescado comido más que otras carnes, en raciones de 4-6 onzas o 110-170 gramos unas cuantas veces por semana.

Alterada: Consuma el pescado con menos mercurio posible. Vea el Apéndice C para la lista de pescados.

Nivel 6: pollo, pavo y huevos. El pollo en raciones de 3-6 onzas o 85-170 gramos unas cuantas veces por semana es algo común. La carne por lo general es sin piel y se añade en sopas, guisos y otros platos cargados de verduras. Solo entre 1-6 huevos a la semana, con una proporción de 1 yema /3 claras.

Nivel 7: carne roja, en forma de res, ternera, cerco, cordero y cabra, se come solo unas cuantas veces al mes. Por lo general se sirve para salpicar un plato de verduras, pasta o arroz.

Alterada: Elimine las vísceras por completo de su dieta. Evite la carne roja, cerdo, cordero y ternera o redúzcala a 3-6 onzas o 85-170 gr. dos veces por semana.

Alterada: Elimine el azúcar por completo de su dieta.

Sugerencias: Rote las verduras y carnes cada 4 días (no coma los mismos alimentos todos los días). Por ejemplo, el día 1 coma pollo, después el día 2 pavo, el día 3 salmón, y así sucesivamente.

ALIMENTOS QUE POR LO GENERAL BAJAN LOS TRIGLICÉRIDOS

- Ácidos grasos omega-3 (salmón salvaje, sardinas salvajes)
- Semillas (linaza, chía, psilio)
- Fibra soluble (judías, guisantes, legumbres, lentejas, humus)
- Col rizada, espinacas, verduras de hoja verde
- Avena
- Brócoli, repollo
- Bayas (moras, arándanos, frambuesa, fresa)

DANDO LOS PASOS SIGUIENTES HACIA LA SALUD

La mayoría de las personas en los Estados Unidos y otros países occidentales mueren de enfermedades de la abundancia. Tenemos los índices más altos de enfermedades cardiacas, cánceres y diabetes, enfermedades que por lo general vienen como resultado de nuestra riqueza y decisiones alimenticias.

Si se topara conmigo en un ascensor y me pidiera que le diera un resumen de treinta segundos sobre cómo vencer la diabetes, le diría:

"Tiene que bajar sus niveles de azúcar en sangre siguiendo la Dieta Mediterránea modificada antiinflamatoria. Deshágase del azúcar, jugo de fruta, pan, pasta, galletas saladas, y todos los productos de trigo y maíz. Camine a paso ligero durante treinta minutos al día, cinco o seis días por semana, pierda grasa abdominal hasta llegar a la mitad de su altura en centímetros, y equilibre sus hormonas. Haga eso y le garantizo que su azúcar en sangre estará en los márgenes normales".

¡Cling! La puerta del elevador se abre y usted sale del mismo.

Tiene las respuestas. Acaba de leerlo. ¿Va a seguirlo?

Si tiene diabetes tipo 2, necesita una llamada de atención. Como hemos discutido ya, a usted *agarra* un resfriado y una gripe, pero *desarrolla* diabetes tipo 2 al tomar malas decisiones alimenticias regularmente. Y como ya he dicho muchas veces, los genes cargan el arma, pero las malas elecciones alimenticias aprietan el gatillo.

¿Alguna vez ha visto a alguien morir horriblemente de diabetes tipo 2? Si es así, esa puede ser su llamada de atención.

¿Alguna vez ha estado en una sala de diálisis, una unidad de amputaciones, o una unidad coronaria donde hay varios pacientes con grave fallo cardiaco con oxígeno para el resto de su vida? Si es así, esa puede ser su llamada de atención.

Usted necesita su propio momento de "revelación" en el que su tozudez proclama: "¡No permitiré de ninguna forma que esto me suceda a mí!".

¿Qué necesita usted? ¿Cuál es el botón que hay que pulsar para que pase a la acción? Todos tenemos un disparador. ¿Cuál es el suyo? ¿Qué gatillo haría que usted pasara a la acción para tener una vida saludable libre de diabetes?

Con eso en mente, esta es una idea interesante: *Usted puede apretar su propio botón.*

No necesita que otro lo pulse por usted. ¡Usted mismo puede apretarlo! De eso se trata la motivación personal. Encuentre su botón desencadenante, ¡y púlselo!

La esperanza está aquí para usted. Ninguno de los alimentos que nos comemos merece que demos nuestra vida por él.

Quizá haya oído el término "epigenética", el cual se enfoca en sus genes heredados. Ciertos genes, según han descubierto los investigadores, se pueden heredar pero se activan mediante su dieta, estilo de vida, entorno, creencias y actitudes. El encendido o apagado de estos genes depende de usted.

Cuando Jim vino a verme, había decidido que ya era suficiente. Había sufrido diabetes tipo 2 durante casi quince años y no podía más. Su nivel de HbA1C estaba por encima de 7,0.

El efecto secundario que más odiaba era que estaba continuamente exhausto, siempre cansado y sin energía. Le puse la Dieta Mediterránea modificada y le ayudó a clarificar qué alimentos afectaban de forma negativa sus niveles de azúcar en sangre.

Seis meses después, su número de HbA1C era de 5,3 ¡bastante lejos del mínimo de 6,5 para alguien con diabetes! Estaba perfectamente situado en el rango de "normal", un lugar en el que no había estado durante años.

Había perdido peso y sus niveles de energía había subido mucho. "¡Me siento genial!", me dijo.

¡Salió de mi consulta siendo un hombre feliz!

Una de las primeras cosas que hizo fue concertar una cita para visitar a su compañía de seguro de vida. Imagino que pagar el costo extra como diabético ¡era algo que quería evitar! Ellos le tomaron muestras de sangre, como parte de su rutina normal, y contactaron con él días después. Entonces le informaron de que ya no era diabético.

Jim revirtió totalmente su diabetes tipo 2, y se ha quedado así desde entonces.

Usted también puede hacer lo mismo.

CAPÍTULO NUEVE

R̶

SU VIAJE

El Capítulo Nueve habla de la "palabra con c":
cáncer. ¿Sabía que el cáncer es un alimentador de
azúcar? Con la Dieta Mediterránea modificada y
algunos otros ajustes, podemos crear en su cuerpo
el mejor ambiente para hacer morir de hambre
el cáncer que le está haciendo daño. Y cuando el
cáncer no puede crecer, a menudo usted puede
vencerlo o vivir con él.

Don Colbert, MD

LUCHA CONTRA EL CÁNCER (ETAPAS 1-2 Y 3-4)
con la Dieta Mediterránea modificada

"TENEMOS QUE EXTIRPARLE EL RIÑÓN", explicó el oncólogo. "El cáncer es agresivo, y la única manera de atajarlo es extirpando el riñón, donde está el cáncer".

Susan estaba dispuesta, pero su esposo aún no quería seguir ese camino. Cuando se hiciera la cirugía, no habría modo de volver atrás.

Cuando fueron a visitarme, se estaban quedando sin opciones y se estaban quedando sin tiempo. Debido a que ella tenía un cáncer en etapa 1 y se negaba a que le extirparan el riñón, le puse una dieta mucho más radical, un programa de ejercicios, y un régimen de suplementos.

Tras algunos meses, ella regresó a ver a su oncólogo. Él quedó sorprendido ante lo que encontró. "Yo mismo pedí la biopsia original, de modo que sé que era un cáncer agresivo", observó, "pero el cáncer ha dejado de crecer. Sigue estando ahí, más pequeño de tamaño, pero ya no es agresivo".

¡Eso fue una noticia estupenda para los dos!

Han pasado muchos años desde que nos conocimos por primera vez, y Susan ha estado viviendo con el cáncer todo el tiempo. Cada tres o seis meses le hacen un ultrasonido o un escáner. El cáncer se ha encapsulado él mismo y no está creciendo nada. Básicamente está quieto ahí, ocupándose de sus asuntos, pero debido al lugar donde está no quieren extirparlo porque eso significaría extirpar también el riñón. Al mantener fuerte su sistema inmunitario, ceñirse a la dieta y hacer ejercicio, ella está viva y bien.

Con el tiempo, cuando esté disponible, Susan sin duda estará de acuerdo en la inmunoterapia, que utiliza su propio sistema inmunitario para atacar al tumor.

El cáncer que no crece es lo que yo denomino un "cáncer feliz", un cáncer con el que podemos vivir. Se contenta con quedarse ahí y no crecer, al haber sido puesto bajo control.

Ahora bien, desde luego que habría sido ideal si el cáncer hubiera desaparecido totalmente, pero eso no sucedió. Susan llegó con un cáncer seriamente agresivo, uno que no le daba un tiempo muy largo de supervivencia, y ahora tiene un futuro brillante por delante, aunque sigue teniendo cáncer.

Las personas aprenden a vivir con diabetes, artritis o enfermedades del corazón. Ahora, gracias al poder de la dieta, usted puede, si es necesario, ¡aprender a vivir también con cáncer!

¿Qué tan avanzado es avanzado?

El cáncer se sitúa como la segunda causa de muerte en los Estados Unidos, según el Centro para el control de Enfermedades. En orden descendente, los cánceres más comunes que tenemos (dice el reporte anual de hechos y cifras de la Sociedad Americana contra el Cáncer para 2012) incluyen:

1. Piel
2. Pulmón
3. Próstata
4. Mama
5. Colon
6. Riñón
7. Vejiga

Eso significa que una de cada cuatro muertes en los Estados Unidos debido al cáncer probablemente esté en una de estas siete áreas… ¡a un ritmo de más de una muerte por minuto!

La prevención es siempre la meta, ya que no solo salva vidas, sino que también ahorra dinero, tiempo, pérdida familiar, pérdida de empleo, recursos, y mucho más. Parecería obvio que intentáramos evitar aquello que nos hace enfermar, pero sin duda no es ese el caso, como destaca la Sociedad Americana contra el Cáncer:

- *Prevenible:* un tercio de las muertes por cáncer están causadas por fumar tabaco
- *Prevenible:* otro tercio de los casos de cáncer están relacionados con sobrepeso/obesidad, inactividad física, y/o mala nutrición
- *Prevenible:* más de tres millones de casos de cáncer de piel al año en los Estados Unidos se deben a exposición excesiva al sol o bronceado en interiores

Pero como hemos hablado, la prevención requiere cambios a nivel de las decisiones personales, y eso significa que tenemos que decidir hoy cómo queremos vivir mañana. A veces, es demasiado tarde.

La Agencia para la Investigación del Cuidado y Calidad de la Salud sitúa los costos médicos directos del cáncer en los Estados Unidos en torno a noventa mil millones de dólares al año, y eso no va a cambiar en un instante. Va a tomar tiempo.

De hecho, también será necesaria una generación de personas que estén hartas de estar enfermas y que contraataquen haciendo lo necesario para llegar a estar sanos, y mantenerse sanos. Esa es otra razón por la cual la Dieta Mediterránea modificada es tan perfecta; es ideal para el presente y es ideal para el mañana.

En cuanto a los cánceres, la mayoría de ellos se descubren en los niveles de etapa 1 o etapa 2, y la buena noticia es que el cáncer en la etapa 1 o 2 es tratable. En este nivel, es muy tratable y curable, y esa es una noticia muy alentadora, ¡como debería ser! Yo sí envío que a todos los pacientes de cáncer a un oncólogo en hospitales de vanguardia como el MD Anderson Cancer Center en Houston. Creo que la inmunoterapia será la principal terapia contra el cáncer en el futuro.

ALIMENTOS QUE NORMALMENTE ALIMENTAN EL CÁNCER

- Azúcar (pasteles, galletas, refrescos, dulces)
- Grasas poliinsaturadas (aceite de maíz, aceite de cártamo, aceite de soja, aceite de semilla de algodón)
- Grasas trans (margarina, manteca) y alimentos fritos
- Trigo, maíz, arroz blanco
- Alcohol
- Alimentos procesados refinados, galletas saladas, bagels, la mayoría de los cereales, chips
- Proteína animal en exceso (carne roja, cerdo, cordero, ternera, e incluso pollo en exceso)

Para los pacientes de cáncer en etapa 1 y 2 el mejor lugar para comenzar es con la Dieta Mediterránea modificada, junto con suplementos y ejercicio. Hago que los pacientes eliminen sus alimentos problemáticos y eviten los azúcares, eviten o minimicen el maíz y el gluten, y eviten los panes.

Si usted tiene un cáncer más avanzado (etapas 3 o 4), entonces necesitamos dar una vuelta más a las cosas. He desarrollado una dieta especial que es increíblemente eficaz para pacientes con cáncer en etapa 3 o etapa 4.

¿Garantiza todo esto que curará su cáncer? No, nada está garantizado al cien por ciento. Pero sí ayuda, y hemos ayudado a cientos de pacientes a tratar (manejar o controlar) su cáncer.

Idealmente, pasará ahora la acción si está en el nivel de etapa 1 o etapa 2, y seguirá la mejor dieta antiinflamatorio del mundo: la Dieta Mediterránea modificada. Al hacerlo, le está dando a su cuerpo lo que necesita para tratar el cáncer y proporcionar salud a su cuerpo. Normalmente, esta dieta es suficiente para lograr que esté usted saludable y en el camino hacia una salud estupenda continuada.

Si está en la etapa 3 o la etapa 4, ¡aún hay esperanza! A muchos de mis pacientes, sus oncólogos les dijeron... *hace muchos años*: "Tiene usted menos del cinco por ciento de posibilidades de estar vivo dentro de cinco años". Cuando recibieron por primera vez esa noticia, decidieron hacer lo que fuera necesario para volver a estar bien.

Por lo tanto, sea que esté en la etapa 1, 2, 3 o 4, es el momento de hacer lo que sea necesario para recuperar su salud. Para llegar hasta ahí, necesita poner a dieta a su cáncer.

POR QUÉ EL CÁNCER TIENE QUE ESTAR A DIETA

El tipo de dieta correcto por lo general ralentiza el cáncer. De hecho, el tipo correcto de dieta a veces puede *detener* el crecimiento del cáncer, ¡e incluso a veces puede *revertir* el crecimiento! Esa es la razón resumida por la que necesita poner a dieta a su cáncer.

Todo médico prefiere tratar un tumor de crecimiento lento que uno de crecimiento rápido, y en el futuro cercano creo que utilizaremos la dieta más la inmunología (yo lo llamo "terapia de dieta") para vencer al cáncer completamente. La dieta sitúa al cáncer en un estado debilitado, y entonces, con esperanza, la inmunoterapia destruye el cáncer. La quimioterapia se ha utilizado durante años contra el cáncer de crecimiento rápido, pero también puede debilitar o eliminar su sistema inmunitario. La inmunoterapia funciona en cánceres de crecimiento rápido y también de crecimiento lento sin matar su sistema inmunitario.

Pero por ahora, hasta que este avance médico esté plenamente en práctica, utilizamos una dieta poderosa que normalmente ayuda a ralentizar o detener el crecimiento de su cáncer, y después, con esperanza, revierte ese crecimiento. Después de eso, se puede extirpar el cáncer mediante cirugía o dejarlo ahí y manejarlo bajo la dirección de su oncólogo.

Hace algunos años tuve a un paciente que tenía un tumor canceroso agresivo, del tamaño de una pelota de béisbol, en su colon. Inmediatamente comenzó nuestra dieta avanzada para el cáncer. El cáncer dejó de crecer, y no pasó mucho tiempo hasta que el cáncer había disminuido hasta tener aproximadamente el tamaño de un huevo. Un cirujano puede extirpar el tumor en ese punto, lo cual optó por hacer el paciente, ¡y quedó libre de cáncer!

De nuevo, para el cáncer en la etapa 1 o 2, la Dieta Mediterránea modificada es un punto de partida suficiente, pero si usted está en la etapa 3 o 4, entonces lo más probable es que necesite seguir nuestra dieta avanzada para el cáncer. La Dieta Mediterránea modificada es donde querrá terminar finalmente, pero por ahora, la dieta avanzada para el cáncer es necesaria para mantener a raya su cáncer.

Antes de explicar los detalles de esta dieta avanzada para el cáncer, es importante que usted entienda un poco más sobre cómo funciona el cáncer. Entonces entenderá por qué esto es tan importante.

ANTOJOS

Quienes tienen cáncer normalmente desean:

- Azúcares
- Alimentos procesados
- Féculas
- Trigo
- Maíz

EL ALIMENTO N. 1 PARA EL CÁNCER: AZÚCAR

La principal fuente de alimento para el cáncer es el azúcar. Eso se debe a que la mayoría de cánceres son glicolíticos (se alimentan de azúcar). El cáncer se desarrolla sobre los azúcares que tenemos en nuestro

cuerpo, y los típicos alimentos que comemos son precisamente eso...
azúcar. Considere estos productos que consumimos:

- Pan blanco: se convierte en azúcar
- Dulces: azúcar
- Alimentos procesados: se convierten en azúcar
- Arroz: se convierte en azúcar
- Panes: se convierten en azúcar
- Maíz: contiene y se convierte en azúcar
- Cereales: contienen y se convierten en azúcar
- Judías, guisantes y lentejas: se convierten en azúcar
- Fruta: contiene azúcar
- Jugos de frutas: contienen azúcar
- Jugo de zanahoria o remolacha: contiene mucho azúcar
- Almidones: se convierten en azúcar
- Lácteos: contienen azúcar

Incluso los panes saludables, la fruta buena, judías, yogurt o
zanahorias exprimidas alimentan eficazmente el cáncer que usted está
tratando de matar.

La Dieta Mediterránea modificada no es alta en azúcar de ningún
modo, pero cuando los pacientes en fase 1 y 2 se ponen a dieta, rebajamos intencionalmente la ingesta de azúcar aún más. Para los pacientes
en las fases 3 y 4, la dieta para el cáncer avanzado elimina por completo
los azúcares para que su cáncer por lo general no pueda crecer ya que
hemos eliminado su principal alimento: azúcar.

EL ALIMENTO N. 2 PARA EL CÁNCER: PROTEÍNA ANIMAL

La segunda mayor fuente de alimento para el cáncer es la proteína. El
cáncer se alimenta de las proteínas animales que comemos, y por lo
general consumimos las proteínas que le encantan al cáncer.

Hace décadas, T. Colin Campbell realizó estudios que mostraban cómo una dieta alta en proteína aumentaba el cáncer en sus ratones de laboratorio, pero cuando les ponía una dieta baja en proteína, el cáncer disminuía de tamaño. Repitió el proceso y descubrió que seguía siendo así.

Estudios más recientes, como el que realizó Valter Longo (director del Instituto de Longevidad en la Universidad del Sur de California), descubrieron que la gente con dietas altas en proteína animal (definidas como el 20% o más de calorías diarias que proceden de las proteínas) tenían cuatro veces más posibilidades de morir de cáncer. Rebajar el consumo de carne reducía el riesgo de cáncer considerablemente, al igual que lo hacía intercambiar las proteínas animales por proteínas vegetales.

En la dieta para el cáncer avanzado para pacientes con cáncer en las fases 3 y 4, recomiendo un consumo de proteínas del 5-10 por ciento. Las proteínas deben proceder principalmente de las plantas, pero incluimos algo de proteína animal (máximo del 5 por ciento) como pavo, pollo, huevos y salmón, preferiblemente orgánico o criado en libertad. También suplementamos con guisantes, arroz, soja no GM o proteína de cáñamo.

Para los pacientes en las fases 1 y 2, la Dieta Mediterránea

ALIMENTOS QUE AYUDAN A PREVENIR EL CÁNCER

- Brócoli, coliflor, coles de Bruselas, espinaca, col rizada, repollo
- Salmón salvaje, trucha salvaje, sardina salvaje
- Té verde
- Semillas de linaza
- Algas (kelp, dulse, alga marina roja y parda
- Curry
- Manzanas, frutas cítricas (limones, limas), granadas, bayas

modificada ya es baja en proteína animal, pero por lo general la rebajamos un poco más. Cuanto menos alimento tenga el cáncer, mejor.

La razón básica para poner a su cáncer a dieta es eliminar todo lo que haga crecer al cáncer.

A partir de aquí, podemos construir.

EL ALIMENTO N. 3 PARA EL CÁNCER: GRASAS INFLAMATORIAS

Mantener una baja ingesta de grasas se ha demostrado que reduce el riesgo de sufrir cáncer, ya que los estudios han demostrado que culturas con los menores consumos de grasas también tienen la incidencia más baja de cáncer. Las grasas trans, los alimentos fritos y las grasas poliinsaturadas en exceso desencadenan la inflamación en el cuerpo. La inflamación se ha vinculado a la transformación de células normales en células cancerosas. Inhibir la inflamación es algo muy importante para frenar el crecimiento del cáncer. Ciertas grasas, sin embargo, no propulsan la inflamación, incluyendo grasas omega-3 y grasas monoinsaturadas.

Para los pacientes con cáncer en las fases 3 y 4, la dieta cetogénica proveerá las grasas antiinflamatorias para ayudar a rebajar la inflamación y dejar de propagar su cáncer.

LA DIETA MEDITERRÁNEA MODIFICADA PARA EL CÁNCER EN ETAPAS 1 Y 2

¿Cuál es su grado de motivación para pasar a la acción? Realmente merece la pena estar internamente motivado para hacer lo que sea necesario para recuperar su salud. Si aún no lo está, comience aclarando su "por qué" de estar saludable. ¿Por qué quiere recuperar su salud? ¿Por qué quiere vencer el cáncer?

Trabaje en su respuesta y refínala hasta que se convierta en un deseo ardiente que le lleve donde quiere ir, ¡que es un estilo de vida saludable que le dé la vida y libertad que usted quiere!

Ahora sigue la Dieta Mediterránea modificada fundamental, salvo que en varios lugares verá que se ha alterado ligeramente para reducir mejor su fase 1 o 2 del cáncer.

Nivel 1: frutas, verduras, frutos secos, judías y otras legumbres. Las ensaladas consisten en lechuga de hoja verde oscura, tomates de rama, brócoli, espinacas, pimientos, cebolla y pepino. Servir los vegetales en ensaladas, como entrantes o como plato principal o de acompañamiento. Las frutas por lo general son un postre o aperitivo. Usar frutos secos por encima para añadir sabor y textura. Las judías y legumbres por lo general se usan en sopas, añadidas a las ensaladas, usadas para mojar (por ej., humus), o como plato principal.

RACIONES

#7
#6#6
#5#5#5
#4#4#4#4
#3#3#3#3#3
#2#2#2#2#2#2
#1#1#1#1#1#1#1#1

Sugerencias: Comience con una ensalada grande en la comida o la cena (sin croutóns). Coma tres raciones de verduras al día y más si puede. Coma crudo, al vapor, a la plancha o cocinado con poco fuego con aceite de oliva, aceite de nueces de macadamia, o aceite de coco. Coma una o dos raciones de fruta al día (arándanos, moras, fresa, frambuesa, limones, limas o cualquier otro tipo de fruta, pero evite el jugo de fruta).

Sugerencias: Coma entre 1 y 2 tazas diarias de judías, sopas de judías, guisantes, lentejas, legumbres y humus, preferiblemente antes de las comidas. Elimine toda la soja GM.

Nivel 2: avena y quinoa, mijo o pan de mijo, arroz integral, pasta integral y batata. Si no es sensible al gluten, está tratando de perder peso o sufre de hipertensión, diabetes o colesterol alto, entonces las patatas, el pan germinado (por ej., pan de Ezequiel 4:9) o pan fermentado (pan de masa fermentada) están bien de vez en cuando y con moderación.

Alterada: Limite o elimine de su dieta el gluten (trigo, centeno, cebada) y el maíz y el arroz blanco. Si los come, hágalo en pequeñas raciones para desayunar o comer y rote los alimentos no más a menudo de cuatro veces al día. Reduzca el tamaño de las raciones al de una pelota de tenis.

Nivel 3: aceite de oliva, usado en vez de otros aceites, margarina, etc. No solo para cocinar, sino que se mezcla comúnmente con vinagre balsámico como aliño de ensaladas. El uso de pequeñas cantidades de mantequilla orgánica está bien.

Alterada: Elimine por completo de su dieta todos los alimentos fritos.

Sugerencias: Consuma de 2 a 4 cucharadas de aceite de oliva virgen extra al día, con el cocinado y en las ensaladas (con vinagre balsámico o cualquier otro tipo de vinagre).

Sugerencias: Coma un puñado de frutos secos crudos (almendras, avellanas, pacanas, anacardos, nueces, nueces de macadamia) diariamente.

Nivel 4: queso y yogurt, en pequeñas cantidades. Parmesano rallado fresco sobre la pasta o un poco de queso feta en una ensalada es algo común. El yogurt (como una taza al día) es la forma de tomar comúnmente la leche, y tiene que ser baja en grasa o desnatada, servida con fruta fresca. El yogurt también es un aliño de ensaladas (por ej., mezclado con pepinos, ajo, cebolla y eneldo).

Alterada: Puede usar yogurt desnatado sin azúcar o queso cottage desnatado sin azúcar y añadir su propia fruta, rotando los lácteos cada cuatro días.

Nivel 5: pescado, más que otras carnes, en raciones de unas 4-6 onzas o 110-170 gramos unas cuantas veces por semana.

Alterada: Consuma el pescado con menos mercurio posible. Vea el Apéndice D para la lista de pescados.

Nivel 6: pollo orgánico o de corral, pavo y huevos. El pollo en raciones de 3-4 onzas o 85-170 gramos unas cuantas veces por semana es algo común. La carne por lo general es sin piel y se añade en sopas, guisos y otros platos cargados de verduras. Solo entre 1-6 huevos a la semana, con una proporción de 1 yema /3 claras.

Sugerencias: Si es a la plancha, haga los filetes finos y marínelos en vino tinto, jugo (granada, cereza) o salsa curry. Elimine las partes quemadas de la carne.

Nivel 7: carne roja, en forma de res, ternera, cerco, cordero y cabra, se come solo unas cuantas veces al mes. Por lo general se sirve para salpicar un plato de verduras, pasta o arroz.

Alterada: Elimine por completo de su dieta el cerdo, cordero, ternera y las vísceras. Evite la carne roja o redúzcala a raciones de 3-4 onzas o 85-110 gramos una o dos veces por semana.

Alterada: Elimine el azúcar por completo de su dieta.

Sugerencias: Rote los vegetales y las carnes cada 4 días (no coma los mismos alimentos todos los días). Por ejemplo, el día 1 coma pollo, después el día 2 pavo y el día 3 salmón, y así sucesivamente.

LA DIETA PARA EL CÁNCER AVANZADO PARA EL CÁNCER EN ETAPAS 3 Y 4

La dieta para el cáncer de grado 3 o 4 es una dieta más estricta que la Dieta Mediterránea modificada.

Así como se necesita motivación para la Dieta Mediterránea modificada, que es ideal para los pacientes de cáncer en etapa 1 y etapa 2, se necesita más motivación aún para la dieta para el cáncer avanzado. De hecho, esta dieta exige un mayor esfuerzo y un mayor sacrificio.

¿Está dispuesto a sacrificar todos los azúcares, almidones y cereales para vivir?

¿Está dispuesto a cambiar su dieta radicalmente?

¿Está dispuesto a hacer lo que sea necesario para recuperar su salud?

Es importante responder a estas preguntas. Si los pacientes me dicen que no están dispuestos a negarse a sí mismos para seguir viviendo, entonces tengo que decirles: "Gracias por ser honesto, pero realmente no puedo ayudarle si usted mismo no se ayuda primero".

Pero si está dispuesto, ¡entonces yo también lo estoy! Y cuando se decide a hacerlo, se sorprenderá de lo beneficioso que será tener una fuerte actitud mental.

¿Está dispuesto a cambiar su dieta para que podamos reforzar su sistema inmunitario?

¿Está dispuesto a eliminar ciertos alimentos para comenzar a matar de hambre su cáncer?

¿Está dispuesto a darle vida a esta dieta y hacerla todo lo apetitosa que pueda?

¡Genial! Entonces hagámoslo, juntos. Quizá no se dé cuenta, pero hay un ejército de gente que le apoya a su alrededor. Muchos se tomarán del brazo con usted, ¡pídaselo! Se sorprenderá de cuántas personas le apoyarán, creerán en usted, orarán por usted y le animarán.

Quizá se haya estado preguntando: "Si estamos *alejando* al cuerpo de los azúcares que se está comiendo el cáncer, ¿*hacia dónde* estamos alejando el cuerpo? ¿De *qué* va a vivir exactamente mi cuerpo y qué voy a comer *yo*?

Las respuestas son exactamente lo que hace que esta dieta sea tan poderosa para los pacientes de cáncer.

La dieta para el cáncer avanzado es cetogénica por naturaleza. Eso significa que su cuerpo cambia de quemar azúcares a quemar cetonas, que son grasas. Como la mayoría de los cánceres se desarrollan con los azúcares pero no pueden prosperar con cetonas, usted está básicamente apagando las llamas del cáncer. Echando tierra al fuego, empapándolo de agua, echándole humo con el extintor, dígalo como quiera, ¡eso es lo que está haciendo!

Sin azúcar, la principal fuente de cáncer, el cáncer por lo general no puede crecer bien. Mediante la dieta para el cáncer avanzado, llevamos a su cuerpo a una cetosis entre media y moderada, y su cuerpo por lo general finalmente mejora, pero el cáncer no recibe su elección preferida de combustible y en vez de prosperar, a menudo simplemente intenta sobrevivir.

¡Entonces habrá comenzado a darle al cáncer de su propia medicina!

Una mujer de sesenta y siete años entró con un cáncer de ovario en etapa 4. "Haré lo que sea para seguir viviendo", dijo ella. "Mis doctores me han dado menos del 10 por ciento de probabilidades de que viva más de cinco años".

Comenzó una dieta cetogénica, la cual literalmente le retiró el combustible a su cáncer, y el cáncer se encogió significativamente. Aprendió a vivir con el cáncer, y su marca de cinco años de vida hace mucho tiempo que pasó.

¿Se acuerda de que el alimento número uno para el cáncer es el azúcar y el número dos la proteína? Estos entran en juego aquí, porque eliminamos el azúcar y alimentamos a su cuerpo con el tipo de proteína correcto y muchos vegetales antiinflamatorios cuando está en la dieta cetogénica.

Además de eliminar los azúcares y alimentar su cuerpo con las proteínas correctas, la dieta cetogénica es algo más: es alta en grasas saludables.

Esto es lo que nuestro cuerpo quemará: cetonas, que son grasas. El cáncer normalmente no puede desarrollarse con las grasas, pero usted sí.

El Dr. Thomas Seyfried ha hecho *mucha* investigación sobre la dieta cetogénica en ratones, y ha descubierto que enlentece las fases 3 y 4 de cánceres avanzados.[16] La dieta para humanos debería consistir en un 80% de grasas, con pequeñas cantidades de proteína, y vegetales bajos en carbohidratos y sin almidón. Descubrió que podía cambiar el metabolismo para que pasara de quemar azúcares a quemar grasas, y como el cáncer no está metabólicamente diseñado para quemar grasas, esta dieta enlentecía eficazmente el crecimiento agresivo, la formación de nuevos vasos sanguíneos y el crecimiento del tumor.

De manera muy interesante, el Dr. Seyfried usó las grasas poliinsaturadas, que en cantidades excesivas son inflamatorias. Aun así, al quitar la principal fuente de combustible (el azúcar), el cáncer no podía avanzar. Pero yo he descubierto que usando grasas saludables los resultados son por lo general incluso mejores.

He modificado y revisado la dieta cetogénica para mis pacientes para que esté basada en estos porcentajes e incluya estos alimentos:

- *80 por ciento de grasas saludables:* aceite de coco, aceite de coco MCT, aceite de linaza, aceite de oliva virgen extra, aguacates, crema de almendra, aceite de aguacate, y frutos secos crudos como almendras, pacanas, nueces, nueces de macadamia y semillas como semillas de linaza, de chía, de cáñamo, y de psilio

(las cremas de frutos secos y las semillas molidas en molinillo de café se digieren más fácilmente que comiendo el fruto o las semillas enteras)

- *15 por ciento de verduras:* vegetales verdes como espinacas, col rizada, lechuga romana, brócoli, espárragos, col, alcachofas, rúcula, bok choy, coles de Bruselas, coliflor, apio, acelgas, cebolletas, cebollas, berza, ajo, judías verdes, lechuga, mostaza parda, aceitunas, berros, calabacín, algas (agar, arame, dulse, kombu, nori, palma de mar y wakame), y hierbas y especias (albahaca, pimienta negra, cardamomo, cilantro, ajo, jengibre, romero, salvia, estragón, tomillo, cúrcuma y curry)
- *5 por ciento de proteína:* fundamentalmente vegetal, alguna proteína animal (pavo orgánico o criado en libertad, pollo, huevos, salmón salvaje, sardinas, trucha), y un suplemento de guisantes, arroz, cáñamo o proteína de soja no transgénica.

Sin azúcar, pero combinada con grasas saludables, proteínas saludables y abundantes vegetales y suplementos, la dieta cetogénica es increíblemente poderosa para los pacientes con cáncer en etapas 3 y 4.

COMPRENDIENDO SU DIETA CETOGÉNICA

El equilibrio es la clave para su dieta cetogénica. Con el equilibrio correcto, podemos maximizar la eficacia de la dieta contra su cáncer.

Buscamos un 80 por ciento de grasas, 5 por ciento de proteínas (hasta un 10 por ciento de proteína, si como máximo el 5 por ciento proviene de proteína animal), y el 15 por ciento de verduras sin almidón. Esto se traduce en:

- En una dieta de 2.000 calorías, 1.600 calorías deberían proceder de sus grasas buenas, y 400 calorías de sus vegetales sin almidón y proteína.

- En una dieta de 2.500 calorías, 2.000 calorías deberían proceder de sus grasas buenas, y 500 calorías de sus vegetales sin almidón y proteínas.

Vegetales sin almidón buenos son: brócoli, col rizada, lechuga romana, espinacas, coliflor, col, espárragos, brotes de soja, aguacate, cebolla, ajo y bok choy (ver la lista en la página anterior).

Fuentes saludables de proteína animal son de 2-3 onzas o 85-110 gramos de pollo orgánico o criado en libertad, pavo, huevos, o salmón salvaje, trucha y sardinas. Cocinar al vapor o rehogar estos a baja temperatura con aceite de coco es recomendable, junto con los vegetales mencionados arriba.

Aperitivos excelentes serían cosas como el guacamole con palitos de apio, almendras, y crema de almendras. También recomiendo bebidas proteicas de dos a cuatro veces al día, entre comidas. Estas bebidas incluirían:

- ½-1 cacillo de proteína vegetal
- 1 cucharada de crema de almendra
- 1 cucharada de aceite de coco
- 1 cucharada de aceite de linaza
- 1 cucharada de aceite de oliva virgen extra
- 2 cucharadas de semilla de linaza molida o semilla de chía
- Mezclar con leche de almendra baja en azúcar, leche de coco, o agua si es necesario para conseguir la cetosis (use dos o más de los aceites en cada bebida proteica)

Las personas con cáncer son por lo general mayores, y digerir los frutos secos puede ser más difícil, por eso las cremas de frutos secos son mejores. Estas incluyen crema de almendras, crema de nueces de macadamia, crema de pacanas, y cremas de anacardo. Estas grasas monoinsaturadas son grasas saludables y generalmente no elevan sus niveles de colesterol.

Recuerde: todos los azúcares se eliminan, lo que significa que ciertos vegetales como los tomates, zanahorias y remolachas están fuera porque contienen más azúcar y eso le da poder al cáncer. Evite también comer maíz, patatas, batatas, la mayoría de la fruta y arroz. Coma mucha ensalada con vinagre, aceite de oliva virgen extra y ajo. Una rodaja de limón o lima está bien mientras se mantenga en la cetosis. Sopas y ensaladas cetogénicas saludables son clave para este programa.

Es necesario un multivitamínico completo para asegurarse de estar recibiendo sus necesidades diarias de vitaminas y minerales. También unas enzimas digestivas con la lipasa adecuada son necesarias para la mayoría de las personas para ayudar a digerir las grasas. Las enzimas deberían tomarse con las comidas y los aperitivos.

El ejercicio es también una parte importante de su dieta equilibrada. Caminar rápido durante quince o treinta minutos o al día es un buen comienzo para la mayoría de los pacientes. La meta es elevar el ritmo cardiaco, fortalecer su corazón, mantener sus músculos y mejorar su sistema inmune. Perder la grasa innecesaria está bien, pero no perder la masa muscular.

Otra parte importante de la dieta cetogénica consiste en mantener un equilibrio de nitrógeno en positivo. Esto suele ser difícil para los pacientes con cáncer. Las proteínas adecuadas y saludables (vegetales y animales) y los aminoácidos específicos (en forma de suplementos) le ayudan a mantener este equilibrio positivo de nitrógeno. Esto es sumamente importante.

Si usted ha visto a pacientes con cáncer avanzado con aspecto demacrado o raquítico, ese es el resultado de la pérdida muscular y un equilibrio de nitrógeno negativo. El cáncer está quemando sus músculos como combustible para alimentarse, por lo tanto los músculos se atrofian y su sistema inmunitario falla. Pero cuando usted mantiene una dieta cetogénica, eso normalmente no ocurre porque deja de alimentar el cáncer y comienza a nutrir su cuerpo.

Otro elemento del equilibrio conlleva sus enzimas pancreáticas. He descubierto que hay una insuficiencia de enzimas pancreáticas en la mayoría de mis pacientes de cáncer. Unas buenas enzimas digestivas le ayudarán a digerir las proteínas y las grasas. La mayoría de los pacientes no pueden digerir adecuadamente las grasas, por lo tanto los suplementos con enzimas con una lipasa adecuada son necesarios para evitar la diarrea y la pérdida de peso en esta dieta cetogénica alta en grasas. Además, tiene que comer la mezcla correcta de combustible cada 3 o 4 horas.

Muchas personas con cáncer tienen trombos, y los médicos normalmente les recetan warfarina (Coumadin o Sintrón) como anticoagulante. Sin embargo, los médicos advierten a los pacientes que eviten los vegetales verdes si toman este anticoagulante porque generalmente son altos en vitamina K, la cual revierte el efecto anticoagulante. Pero esos vegetales son una parte importante de la dieta cetogénica, sin mencionar los beneficios para la salud de comer vegetales, y eso sitúa a los pacientes con cáncer en un dilema. La respuesta es sencilla: yo les receto una medicación diferente como apixaban (Eliquis) que previene los trombos pero les permite comer y absorber los vegetales verdes. Esto es fundamental.

Una vez que las personas se acostumbran y sus cuerpos alcanzan un estado constante de cetosis entre medio y moderado, por lo general se sienten muy bien. Pero es un proceso que tarda entre una a cuatro semanas para la mayoría de las personas y durante la transición normalmente se sienten muy cansados, olvidadizos, despistados o desganados. Por esta causa no recomiendo que usted tenga un trabajo de ocho horas. Está luchando por su vida, y necesita su energía para la batalla. Aún me sorprendo de cuántos pacientes continúan trabajando jornadas tan largas y agotadoras mientras están luchando con un cáncer en etapa 3 o 4. Aquí es donde tener amigos, familiares, cuida-dores, un coach de vida, entrenador nutricional o un grupo de apoyo es tan importante. El ánimo que se recibe puede ser literalmente un salvavidas.

Mientras usted está siguiendo una dieta cetogénica, necesita revisar su peso diariamente y aumentar la ingesta de grasa o comer con más frecuencia cada dos o tres horas para no perder demasiado peso. También recomiendo que vigile sus cetonas a diario con unas sencillas tiras reactivas de cetonas que no son caras. Estas miden las cetonas en su orina. También puede medir su azúcar en sangre o sus cetonas en sangre. A veces tenemos que reducir los niveles de azúcar en sangre a 55-65 mg/dl., y cuando está tan bajo se puede sentir muy mal al principio y por eso necesita comer cada dos o tres horas. Esto mantiene el azúcar en sangre estable al mantenerse con una cetosis de media a moderada. El Dr. Seyfried recomienda que usted mida ambas cetonas en sangre y en orina. Además, su doctor debería supervisar bien toda la medicación ya que la dieta cetogénica puede afectar de manera importante a la dosis.

Prefiero que un nutricionista, dietista o doctor reconocido super-vise su dieta cetogénica para el cáncer. También necesita un buen multivitamínico y vitamina C, pues la dieta elimina la mayoría de las frutas (excepto la lima y el limón) porque contienen azúcares. Más adelante, cuando alcance un nivel constante de cetosis, puede añadir una pequeña cantidad de bayas (un puñado), siempre que mantenga la cetosis.

Cuando su cuerpo cambia a un estado constante de cetosis y ya no está alimentando a su cáncer con los azúcares que necesita, ¡es como si un cañón se disparase dentro de su cuerpo! Hay un "boom" cuando el cáncer por lo general empieza a cambiar a modo de supervivencia en lugar de avanzar y extenderse.

¿Sabe qué más ocurre? Su cáncer es muy probable que ahora se convierta en una enfermedad crónica tratable. ¡Esto es increíble!

Ahora bien, como médico no puedo decir que he curado a las personas de cáncer, pero sí *puedo* decir que la dieta cetogénica ha posibilitado que muchos traten su cáncer como una enfermedad crónica, tal como la hipertensión, la diabetes o el colesterol alto. Pueden vivir con diabetes… ¡y ahora usted puede vivir con cáncer!

¡USTED TIENE LO NECESARIO!

Ahora usted está motivado, está dispuesto, ¡y tiene lo necesario! Estoy seguro de ello.

Hacer el cambio de quemar azúcares a quemar cetonas es un gran cambio, pero puede hacerlo. Las razones que usted tiene y que le motivan a estar saludable y vivir son vitalmente importantes en esta fase del partido. Sí, lleva tiempo y esfuerzo coordinar y cocinar, ¡pero la vida merece la pena!

Ahora bien, si un doctor le dice a usted o a un amigo: "Hay quizá un cinco por ciento de posibilidades de que esté vivo dentro de cinco años", ¡esas palabras nunca más provocarán miedo o pavor!

Cuando Silvia vino a verme, tenía una mirada de desesperanza en sus ojos; podía verlo en su rostro. Tenía un cáncer de mama avanzado en etapa 4 que se había extendido a sus huesos y sus pulmones. Para colmo, su doctor le había dado una esperanza de vida de muy corta, de solo seis meses.

Al hablar, capté algunos destellos de esperanza, pequeñas cosas que ella decía que todavía quería hacer, ser y conseguir en la vida. También noté que era su esposo el que rápidamente intervenía para ponerle los pies en la tierra. Estaba tan lleno del pensamiento negativo de "y si…" que ella apenas podía respirar. Él prácticamente le absorbía toda la esperanza.

Les dije a los dos que dejaran de magnificar el problema. También traté con la mentalidad de langosta de su marido. "Aunque usted tiene buenas intenciones, está saboteando la salud de su esposa", le dije. "Deje que crezca su esperanza, dele una oportunidad, y aliéntela".

Hablamos sobre la Dieta Mediterránea modificada y de la dieta para el cáncer avanzado, sobre la inflamación y el cáncer, y sobre los alimentos y el cocinado. Les dije que la dieta cetogénica había funcionado en cientos de pacientes con cáncer avanzado.

Cuando se fueron, ella irradiaba alegría. ¡Estaba llena de esperanza! Y ese es un lugar hermoso y necesario para comenzar.

CAPÍTULO DIEZ

R

SU VIAJE

El Capítulo Diez habla de las enfermedades de demencia aparentemente desconcertantes, especialmente el Alzheimer. No existe una cura instantánea e igual para todos los casos, pero sí hay mucho que podemos hacer para prevenirla y tratarla, y con resultados asombrosos. Si usted tiene demencia ligera o moderada, de cualquier tipo, entonces este capítulo es para usted. ¡Sé que será alentado!

Don Colbert, MD

CÓMO VENCER LA DEMENCIA Y EL ALZHEIMER

con la Dieta Mediterránea modificada

UN EQUIPO PASTORAL DE ESPOSO Y ESPOSA acudieron a verme varios años atrás. Tenían sesenta y pocos años, seguían estando muy ocupados y activos en la iglesia que ellos mismos habían establecido, pero todo se había detenido repentinamente. Un domingo, unos meses atrás, la esposa estaba predicando y a mitad de su sermón olvidó todo lo que estaba diciendo, dónde estaba, y lo que estaba haciendo.

Naturalmente, eso asustó a todos en la congregación. Tuvo que dejar de predicar, aunque le gustaba hacerlo y quería desesperadamente regresar a su papel como copastora. Cuando su médico le diagnosticó demencia leve a moderada, eso pareció ser el fin.

Les hice mis 1001 preguntas usuales, analicé su dieta, y más cosas. No me tomó mucho tiempo descubrir que ella consumía gluten en cada comida. Tampoco dormía bien en la noche, no hacía ejercicio, tenía sobrepeso, no tomaba aceite de coco y, entre otras cosas, tomaba medicinas para bajar su colesterol.

Hicimos una pausa mientras le expliqué que el cerebro necesita colesterol. He tenido a cientos de pacientes a quienes les han diagnosticado demencia debido precisamente a las medicinas que estaban tomando para bajar el colesterol. Muchos medicamentos para el colesterol interfieren en la síntesis del colesterol, que es la grasa clave para el cerebro.

Comenzamos a hacer cambios. Lo primero que ella hizo fue dejar su medicación para el colesterol. Su médico se quejó, pero yo le dije: "Puede que este sea uno de los factores que están causando su demencia".

En su lugar, le indiqué un suplemento natural para disminuir el colesterol malo pero mejorar el colesterol bueno. También le di coenzima Q10 y aceite de coco (una cucharada en las comidas y a la hora de dormir); comprobé sus niveles de B12 y su nivel de homocisteína; hice que comenzara con suplementos de B12; disminuí su nivel de homocisteína hasta menos de 7; le quité el gluten; y le di la Dieta Mediterránea modificada. Comenzó a hacer ejercicio de quince a treinta minutos al día, cinco días por semana. También recortó el GMS y el NutraSweet (bebía muchos refrescos light). Finalmente, se aseguró de que su cena y su desayuno tuvieran al menos doce horas de diferencia. Sí, ayunar ayuda con la pérdida de memoria.

> ## ANTOJOS
>
> Quienes tienen demencia normalmente desean:
>
> - Alimentos fritos
> - Alimentos procesados (con GMS)
> - Bebidas (con NutraSweet)
> - Panes

En seis meses ella había regresado, en más de un aspecto. Cuando la vi por primera vez, no tenía chispa. Su mente y sus ojos estaban opacos y nublados. No podía enfocarse, y su mente no asimilaba lo que yo decía. Era como si las luces no estuvieran en sus ojos. Cuando atravesó esa puerta seis meses después, ¡era como si estuviera conociendo a una persona distinta! Había chispa en sus ojos, era vivaz, y participaba. Hablaba a toda velocidad, feliz y llena de vida.

Su esposo era todo sonrisas. Me dio un gran abrazo y dijo con una voz llena de emoción y lágrimas en los ojos: "Gracias. Tengo de nuevo a mi esposa. Su mente no da saltos. Está predicando otra vez y no olvida cosas en medio de las frases. Simplemente hicimos todo lo que usted nos dijo que hiciéramos".

"Y mi médico de cuidado primario", añadió ella, "no puede creer los resultados".

Afortunadamente, la demencia temprana por lo general puede mejorarse o incluso revertirse con la dieta correcta, un programa nutricional, y un programa de estilo de vida.

MUCHAS DEMENCIAS, MUCHOS RETOS

Médicamente hablando, hay más de cien tipos diferentes de demencia, siendo el Alzheimer el más común con mucha diferencia. La Asociación contra el Alzheimer dice que una de cada tres personas de la tercera edad morirá de Alzheimer u otra forma de demencia, y que el Alzheimer es ahora la sexta causa más importante de muerte en los Estados Unidos.[17] Curiosamente, la mayoría (casi dos terceras partes) de las víctimas son mujeres.

Los actuales costos globales de la demencia, según la Organización Mundial de la Salud, alcanzan más de seiscientos mil millones de dólares al año, y esa cifra solamente irá ascendiendo a medida que el número de pacientes con demencia aumente cada año.

Dicen que no hay cura conocida y ningún modo de prevenir la demencia, pero la Clínica Mayo dice que "puede ser beneficioso" participar en lo siguiente:[18]

- *Mantener activa la mente:* actividades mentalmente estimulantes, como puzles y crucigramas, y entrenamiento de la memoria pueden retrasar el comienzo de la demencia y ayudar a disminuir sus efectos.

- *Estar activo físicamente y socialmente:* la actividad física y la interacción social pueden retrasar el comienzo de la demencia y reducir sus síntomas.
- *Dejar de fumar:* algunos estudios han demostrado que fumar en la mediana edad y posteriormente puede aumentar el riesgo de demencia y enfermedades vasculares. Dejar de fumar puede reducir el riesgo.
- *Disminuir la tensión sanguínea:* una tensión sanguínea elevada puede conducir a un mayor riesgo de algunos tipos de demencia. Se necesita más investigación para determinar si tratar la tensión sanguínea elevada puede reducir el riesgo de demencia.
- *Continuar la educación:* las personas que han empleado más tiempo en la educación formal parecen tener una menor incidencia de declive mental, incluso cuando tienen anormalidades cerebrales. Los investigadores creen que la educación pude ayudar al cerebro a desarrollar una fuerte red de neuronas que compensa el daño neuronal causado por el Alzheimer.
- *Mantener una dieta saludable:* seguir una dieta saludable es importante por muchas razones, pero una dieta rica en frutas, verduras y ácidos grasos omega-3, que se encuentran comúnmente en ciertos pescados y frutos secos, puede fomentar la salud en general y disminuir el riesgo de desarrollar demencia.

Si eso fuera lo único que tuviéramos para seguir adelante, que es el caso de la mayoría de las personas, ¡ese es un diagnóstico bastante desalentador!

ENCONTRAR RESPUESTAS PARA PACIENTES DE DEMENCIA

La enfermedad de Alzheimer se describió por primera vez hace unos cien años, pero aún tenemos que descubrir un tratamiento eficaz para ella. Para la demencia en general, no creo que hayamos encontrado respuestas debido a dos razones principales:

1. *Estamos consumiendo los alimentos equivocados*: Nuestra dieta solamente empeora, los alimentos que consumimos son cada vez menos saludables y más inflamatorios, y un cambio de dieta es algo que pocas personas están dispuestas a hacer.

2. *El puzle se está complicando*: Hay muchos factores que están interconectados, lo cual significa que no hay una única solución, ninguna pastilla única que lo curará todo al mismo tiempo.

Estas dos razones entran directamente en juego cuando estamos tratando cualquier demencia, no solo la enfermedad de Alzheimer.

Un estudio del Dr. Dale Bredesen y el Centro Mary S. Easton para la Investigación del Alzheimer[19] descubrió lo que él creía ser un programa terapéutico de treinta y seis puntos para el tratamiento y la prevención del Alzheimer. Él creó un régimen especial que puso a sus pacientes, y pudo revertir el Alzheimer precoz en la mayoría de sus pacientes.

Entre algunos de los factores se incluían dormir de siete a ocho horas en la noche, meditar dos veces al día para reducir el estrés, hacer ejercicio por treinta minutos al día de cuatro a seis veces por semana, mejorar la higiene oral (con hilo dental y cepillo dental eléctrico), y reincorporar terapia de sustitución de hormonas. Con respecto a los alimentos, él recomendaba ayunar al menos

ALIMENTOS QUE NORMALMENTE CONTRIBUYEN A LA PÉRDIDA DE MEMORIA

- Productos de trigo
- Productos de maíz
- Azúcar (pasteles, dulces, refrescos)
- Grasas trans/alimentos fritos
- Carne procesada, salchichas
- Grasas poliinsaturadas (aceite de maíz, aceite de girasol, aceite de cártamo, aceite de semilla de algodón)
- Alcohol (cerveza, licores, vino)

doce horas en la noche (no comer nada entre la cena y el desayuno, durante un periodo de doce horas o más), tomar melatonina, metilcobalamina, vitamina D3, aceite de pescado, y coenzima Q10 cada día. También, consumir aceite de coco y vitamina B12, eliminar todos los carbohidratos simples, el gluten y los alimentos procesados, y comer verduras, frutas, y pescado no criado en piscifactoría.

Hacer estas cosas produjo cambios espectaculares. La mayoría de sus pacientes pudieron regresar a sus empleos sin dificultad, y esa es la prueba real. Me encanta eso, porque esas son las necesidades reales de los pacientes.

Fue confirmador ver que gran parte de los elementos relacionados con los alimentos para los pacientes de demencia se abordan con la Dieta Mediterránea modificada, de la cual yo he estado obteniendo resultados similares durante años.

LA DIETA MEDITERRÁNEA MODIFICADA PARA LA DEMENCIA

¿Cuán motivado está para pasar a la acción? Realmente merece la pena estar interiormente motivado para hacer todo lo necesario para recuperar su salud. Si no lo ha hecho ya, comience aclarando su "porqué" para estar saludable. ¿Por qué quiere recuperar su salud? ¿Por qué quiere vencer a la demencia y el Alzheimer?

Trabaje en su respuesta y refínela hasta que sea una pasión ardiente que le impulse a hacer lo que sea necesario para estar saludable. Permita que le impulse hacia donde quiere ir, ¡que es un estilo de vida saludable que le proporcione la vida y la libertad que usted quiere! ¿Quiere mantenerse sano y ayudar a sus hijos y nietos a crecer? ¿Realmente quiere vivir el resto de su vida en una residencia de ancianos? Eso ni siquiera es realmente una pregunta, de modo que tomemos hoy decisiones sabias.

A continuación sigue la base de la Dieta Mediterránea modificada, excepto que en varios lugares verá que está ligeramente alterada para vencer mejor la demencia o el Alzheimer.

Nivel 1: frutas, verduras, frutos secos, frijoles y otras legumbres. Las ensaladas consisten en brotes de hoja oscura, tomates de rama frescos, brócoli, espinacas, pimientos, cebollas y pepinos. Sirva las verduras en ensalada, como entrantes, o como plato principal o guarnición. Por lo general, la fruta es un postre o un aperitivo. Use los frutos secos como aderezos para añadir sabor y textura. Los frijoles y legumbres están generalmente en sopas, añadidos a las ensaladas, se utilizan como salsas (por ej., humus), o como plato principal.

Sugerencias: Comience con una ensalada grande en el almuerzo y la cena (sin croutóns). Coma 3 raciones de verdura al día, y más si puede. Coma los alimentos crudos, al vapor, salteados, o cocine a fuego bajo con aceite de oliva, aceite de macadamia, o aceite de coco. Coma 2 raciones de fruta al día (arándanos, moras, fresas, frambuesas, limones, limas, o cualquier otro tipo de fruta, pero evite el jugo de fruta).

> ## ALIMENTOS CLAVE QUE PUEDEN PREVENIR LA PÉRDIDA DE MEMORIA
>
> - Chocolate negro
> - Aceite de coco, cocos
> - Almendras, nueces, anacardos
> - Bayas frescas (arándanos, moras, fresas, frambuesas)
> - Granadas
> - Curry
> - Aceite de oliva
> - Aguacates

Sugerencias: Consuma ½ a 2 tazas diarias de frijoles, sopas de frijoles, guisantes, lentejas, legumbres y humus, preferiblemente antes de las comidas.

Alterado: Evite toda la soja transgénica.

Nivel 2: copos de avena y quinoa, mijo o pan de mijo, arroz integral y batatas. Si no es usted sensible al gluten, está intentando bajar de peso, o sufre presión arterial alta, diabetes, o colesterol alto, entonces papas, pan germinado (como el pan de Ezequiel 4:9), o pan fermentado (como el pan con masa madre) están bien en ocasiones y con moderación.

RACIONES

#7
#6#6
#5#5#5
#4#4#4#4
#3#3#3#3#3
#2#2#2#2#2#2
#1#1#1#1#1#1#1

Alterada: Elimine totalmente de su dieta el gluten (trigo, cebada, centeno), el maíz y el arroz blanco. Elimine todos los alimentos procesados. Limite mijo, pan de mijo, arroz integral, y batatas al tamaño de una pelota de tenis, y limite las féculas a 1 con cada comida.

Nivel 3: utilice aceite de oliva en lugar de otros aceites, margarina, etc. No solo para cocinar, se mezcla normalmente con vinagre balsámico como aderezo para ensaladas. Es correcto pequeñas cantidades de mantequilla orgánica.

Alterada: Elimine totalmente de su dieta todos los alimentos fritos y minimice o evite las grasas poliinsaturadas (aceite de maíz, aceite de semilla de algodón, aceite de girasol, aceite de cártamo, aceite de soja). Evite también aceites GM como la mayoría de aceites de colza, y evite todas las grasas trans y las grasas hidrogenadas.

Sugerencias: Coma un puñado de frutos secos crudos (almendras, avellanas, pacanas, anacardos, nueces macadamia) diariamente.

Nivel 4: queso y yogurt, en pequeñas cantidades. Queso parmesano recién gratinado sobre la pasta, o un poco de queso feta sobre una ensalada es común. La leche se consume generalmente en forma de yogurt (una taza al día), y es bajo en grasa o desnatado, servido con fruta fresca añadida. El yogurt es también un aderezo para ensaladas (por ej., mezclado con eneldo, ajo, cebolla y pepinos).

Alterada: Puede utilizar yogurt bajo en grasa o queso cottage bajo en grasa sin endulzar, y añadir su propia fruta, rotando los lácteos cada cuatro días.

Nivel 5: pescado, consumido más que otras carnes, en raciones de 4-6 onzas o 110-170 gramos varias veces por semana.

Alterado: Consuma el pescado más bajo en mercurio que sea posible. (Ver Apéndice C para una lista de pescados).

Nivel 6: pollo orgánico o campero, pavo y huevos. El pollo en raciones de 3-6 onzas o 85-170 gramos varias veces por semana es común. La carne generalmente es sin piel y añadida a sopas, guisos y otros platos llenos de verduras. Solamente de 1 a 6 huevos por semana con una proporción de 1 yema/3 claras.

Nivel 7: carne roja orgánica o campera, en forma de res, ternera, cerdo, oveja, cordero y cabra, se come solo unas pocas veces al mes. Con frecuencia se sirve como guarnición en un plato de verduras, pasta o arroz.

Alterado: Elimine por completo las vísceras de su dieta. Evite la carne roja o minimice a 3-6 onzas o 85-170 gramos una o dos veces por semana.

Sugerencias: Rote verduras y carnes cada cuatro días (no coma los mismos alimentos cada día). Por ejemplo, el primer día coma pollo; el segundo día, pavo; el tercer día, salmón; y así sucesivamente.

ENTENDIENDO LA DEMENCIA *MODERADA*

Si su demencia, o la demencia de un ser querido, es más que leve y ha pasado a moderada, entonces mi sugerencia es que avance hacia una dieta más cetogénica. Un paciente de cáncer en etapa 3-4 necesita la dieta cetogénica *estricta* para el cáncer, pero no así usted. Se recomienda una forma *más suave* de la dieta cetogénica.

A continuación están las reglas para su dieta cetogénica *moderada*:

- Limite la ingesta total de carbohidratos a 50-75 gramos al día o menos.
- Monitoree las cetonas en la orina en la mañana, la tarde y la noche, ajustando la ingesta de carbohidratos en consecuencia. Su meta es tener las cetonas en su orina en el rango de pequeño a trazas (ligeramente rosado).
- Evite el maíz, el trigo y los productos azucarados, al igual que el arroz, el mijo, la avena, y todos los alimentos procesados.
- Coma un desayuno abundante, un almuerzo mediano, y una cena pequeña.
- Compre un contador de carbohidratos en gramos para sumar su ingesta diaria de carbohidratos.
- Beba mucha agua, agua con gas, té, o té verde endulzado con estevia; añada una rodaja de limón o lima si lo desea.
- Los aperitivos incluyen un puñado o más de frutos secos (pacanas, nueces, anacardos y almendras, mejor crudos), rodajas de coco (un puñado o más), y pequeñas cantidades de chocolate negro (bajo en azúcar) o rodajas de coco recubiertas de chocolate negro, aguacates, o guacamole.

- Siga el menú de muestra (que sigue) y adáptelo a sus necesidades.
- Coma de 3-6 onzas o 85-170 gramos de pollo u otra carne en rodajas.
- Coma muchas verduras de hoja verde.
- Ayune al menos doce horas después de haber cenado.

Una dieta cetogénica moderada se parecería a lo siguiente:

DESAYUNO 1:
- Avena (1 taza cocinada; 21 gramos de carbohidratos)
- ¼ de taza de moras, frambuesas, fresas o arándanos
- Un puñado de pacanas, nueces o almendras
- Endulzar con estevia
- 2-3 onzas o 55-85 gramos de salmón salvaje o 2-3 onzas o 55-85 gramos de queso cottage
- Café endulzado con estevia (utilizando leche de coco baja en azúcar), té verde endulzado con estevia, o agua
- 1 cucharadita colmada de aceite de coco virgen extra

DESAYUNO 2:
- Tortilla de 3 huevos (1 yema de huevo, 3 claras de huevo)
- Añada cebollas, pimientos, champiñones, tomates, espinacas, aguacate, y otras verduras si lo desea
- Puede añadir una pequeña cantidad de queso (30 gr/1 onza o menos) cada cuatro días
- ¼ de taza de moras, frambuesas, fresas, arándanos, o manzana Granny Smith
- Café endulzado con estevia (utilizando leche de coco baja en azúcar), té verde endulzado con estevia, o agua
- 1 cucharadita colmada de aceite de coco virgen extra

ALMUERZO:

- Una ensalada grande con muchas verduras, y utilice aceite de oliva virgen extra y vinagre como aliño, sin croutóns
- Sopa de verduras baja en sodio y sin base de crema (sin pasta o arroz) o sopa de frijoles negros (½ taza de frijoles negros, 13 gramos) o sopa de lentejas (½ taza de lentejas, 12 gramos)
- Todas las verduras verdes que desee al vapor, crudas o salteadas
- 3-6 onzas o 85-170 gramos de proteína (pollo, pavo, pescado, con carne roja solamente una o dos veces por semana), y ninguna carne procesada
- Agua, agua con gas, té verde (con limón o lima, y estevia para endulzar)
- 1 cucharadita colmada de aceite de coco virgen extra

CENA:

- Una ensalada grande con muchas verduras, y utilice aceite de oliva virgen extra y vinagre como aliño, sin croutóns
- Sopa de verduras baja en sodio y sin base de crema (sin pasta o arroz)
- Todas las verduras verdes que desee al vapor, crudas o salteadas
- 3-6 onzas o 85-170 gramos de proteína (pollo, pavo, pescado, con carne roja solamente una o dos veces por semana), y ninguna carne procesada
- Agua, agua con gas, té verde (con limón o lima, y estevia para endulzar)
- 1 cucharadita colmada de aceite de coco virgen extra

APERITIVO ANTES DE IRSE A LA CAMA:

(mejor evitarlo y ayunar durante doce horas después de la cena)

- Unas rodajas de coco
- 1 cucharadita de aceite de coco virgen extra

RECETA DE BATIDO:

(el batido se puede consumir entre las comidas)

8-12 onzas o 225-340 gramos de leche de coco o leche de almendras sin endulzar

1 cucharadita - 1 cucharada de aceite de coco

1 cucharadita - 1 cucharada de mantequilla de almendra

½-1 cucharada de proteína vegetal

Hielo si se desea

¼ de taza de arándanos congelados

Se puede añadir 1-2 cucharadas de semilla de linaza

Pueden ser necesarias de una a cuatro semanas antes de llegar a la cetosis moderada. Si usted no está en un estado de cetosis moderada tras cuatro semanas, entonces debería disminuir o dejar por completo el consumo de frijoles y disminuir la ingesta de avena a ½ taza en la mañana y limitar la fruta a ¼ de taza de bayas al día. En raras ocasiones, algunos pacientes necesitan disminuir su ingesta de carbohidratos a 25 gramos al día antes de llegar a la cetosis. Esto es especialmente cierto para los diabéticos tipo 2.

Si necesita disminuir su ingesta de carbohidratos a 25 gramos al día, entonces necesitará disminuir su consumo de grasas saludables en consecuencia. Puede aumentar su ingesta de frutos secos, mantequilla de almendra, aguacate, aceite de coco, aceite de oliva, aceite de linaza, e incluso añadirlos a los batidos hechos con leche de coco, aceite de coco y mantequilla de almendra. Consulte con su médico si tiene diabetes. Su azúcar en sangre puede descender

> ### FACTOIDE
>
> La Agencia de Alimentos y Medicamentos mantiene que es GRAS (generalmente reconocido y seguro) para usted consumir transgénicos.[20]

radicalmente en una dieta cetogénica, y puede que necesite un ajuste en su medicación.

ENTENDIENDO LA DEMENCIA *LEVE*

Si su demencia, o la demencia de un ser querido, es leve, entonces siga con detalle la Dieta Mediterránea modificada. Los elementos clave a eliminar de su dieta incluyen:

- Gluten (trigo, cebada, centeno)
- Maíz
- Alimentos fritos
- GMS (glutamato monosódico)
- NutraSweet
- Grasas hidrogenadas y grasas trans
- Todos los alimentos procesados
- Azúcar
- Limitar las grasas poliinsaturadas (aceite de maíz, aceite de girasol, aceite de cártamo)

De nuevo se trata de la inflamación. Los granos/maíz refinados y el trigo generalmente causan inflamación, que se encuentra comúnmente en quienes sufren demencia, Alzheimer, y pérdida de memoria.

He descubierto que dos de los peores ingredientes comunes para quienes sufren demencia son el GMS y NutraSweet. Son increíblemente malos para el cerebro; elimínelos con la mayor rapidez posible. El GMS contiene ácido glutámico y el NutraSweet contiene ácido aspártico. Ambos son neurotóxicos y matan neuronas excitándolas hasta que mueren.

Sin embargo, detectar el GMS no es a veces tan fácil porque a menudo puede ocultarse entre los ingredientes. Estos aditivos siguen siendo GMS:

glutamato, glutamato monosódico, GMS, caseinato de calcio, extracto autolizado de levadura, proteína hidrolizada, proteína vegetal hidrolizada, proteína de planta hidrolizada, extracto de levadura, extracto de proteína de planta, proteína texturizada, harina de avena hidrolizada y caseinato de sodio, glutamato monopotásico, ácido glutámico, gelatina y Ajinomoto.[21]

Siempre digo que si no puede pronunciarlo o no sabe lo que es, ¡no recomiendo que se lo coma! Además, existe también una dura batalla tras bambalinas en cuanto a la cantidad de GMS en los alimentos procesados que tiene que reflejarse en las etiquetas. Esto significa que aunque lo que usted come cause inflamación, supuestamente no hay GMS porque la cantidad por ración es menor del límite legal, de modo que no se requiere por ley al fabricante que lo enumere en la etiqueta. Una razón más para evitar los alimentos procesados. Prácticamente hablando, cuando tenga dudas... ¡no lo coma!

Las grasas trans y las grasas hidrogenadas o parcialmente hidrogenadas causan inflamación en el cerebro, y la inflamación es la raíz de la pérdida de memoria, la demencia, y la enfermedad de Alzheimer. Cualquier cosa que inflame el cerebro del algún modo debe eliminarse de la dieta. Un producto puede ser etiquetado con cero grasas trans, según la Agencia de Alimentos y Medicamentos (FDA, por sus siglas en inglés), si contiene

> **CONSEJO DE SALUD**
>
> La Universidad de Cardiff descubrió que seguir cuatro de estas cinco conductas podría reducir el riesgo de demencia en un 60%:
>
> - Ejercicio regular
> - No fumar
> - Tener bajo peso corporal
> - Una dieta saludable
> - Baja ingesta de alcohol

menos de 500 mg de grasas trans por ración. Por eso es importante leer los ingredientes, y si un paquete enumera grasas hidrogenadas o parcialmente hidrogenadas, entonces no compre ese alimento.

Cuando se libre de lo malo, es el momento de incorporar lo bueno. A continuación tiene mis diez principales recomendaciones para limpiar y empoderar su cerebro:

1. Ejercicio regular 5 días por semana durante 30 minutos
2. Aceite de coco
3. Ayunar al menos doce horas en la noche
4. Dormir ocho horas cada noche
5. Suplementos de B12 (metilcobalamina)
6. Curcumina
7. Dieta antiinflamatoria
8. Suplementos de DHA (ácido docosahexaenoico)
9. Menor estrés
10. Eliminar el gluten

Con la Dieta Mediterránea modificada como su base, que es la mejor dieta antiinflamatoria del mundo, su cerebro generalmente comenzará a sanar. Su cerebro, específicamente, comenzará a aclararse. He visto los cerebros de muchos pacientes de demencia "encenderse" tras varios meses siguiendo la Dieta Mediterránea modificada. ¡La nube se disipa y ellos regresan!

Candace era así. Cuando ella y su esposo llegaron, hablar con ella me recordaba a una bombilla que parpadea. Ella lo intentaba lo máximo que podía, pero su cerebro fallaba.

Inmediatamente recortamos el GMS, el refresco light, los chicles sin azúcar (tienen NutraSweet), y el gluten. Ningún viaje más con los nietos a restaurantes de comida rápida, eso sin duda. También comenzó a seguir la Dieta Mediterránea modificada y a hacer ejercicio solo quince minutos al día, cinco días por semana. En ambos casos, su esposo ayudó considerablemente.

De modo literal, pasaron solo seis meses y su luz estaba brillando sin problema. No había fallos ni parpadeos en ella; ahora participaba, y eso significó todo para ella, para su esposo y para sus nietos.

Si usted o algún ser querido está batallando con la demencia, el Alzheimer u otra forma de demencia, ¡hay esperanza! Asegúrese también de que no tiene apnea del sueño. He descubierto que muchos de mis pacientes de demencia tienen apnea del sueño, y sus células cerebrales por lo general están hambrientas de oxígeno sin que ellos ni siquiera sean conscientes del problema. Si usted tiene demencia precoz o fallos de memoria relacionados con la edad, solicite a su médico de familia que le realice un estudio del sueño para descartar la apnea del sueño. Es mi intención que sea usted inspirado, motivado y alentado. Pero también quiero retarle a pasar a la acción ahora.

No espere ni un día más.

CAPÍTULO ONCE

R

SU VIAJE

El Capítulo Once habla de entender el TDAH y el autismo. La Dieta Mediterránea modificada desempeña un papel importante en encontrar respuestas para padres y cuidadores de pacientes jóvenes con TDAH y autismo. Con la dieta adecuada, y eliminando los alimentos desencadenantes que causan tal inflamación, los resultados son asombrosos.

Don Colbert, MD

CÓMO VENCER EL TDAH Y EL AUTISMO

con la Dieta Mediterránea modificada

AL PEQUEÑO TIMMY LE HABÍAN DIAGNOSTICADO recientemente TDAH (trastorno por déficit de atención e hiperactividad). Tenía solo ocho años, que era normalmente la edad en que se diagnostica TDAH a los niños.

Su madre no quería medicar a su hijo por ahora, y por eso esperaba que su visita a mi consulta le diera algo de aliento y opciones viables de ahora en adelante.

Al dialogar sobre antojos alimentarios, la Dieta Mediterránea modificada, alimentos, menús, y otros detalles relacionados médicamente, casi se podía ver que el peso de sus hombros caía. ¡Ella podía ver un rayo de luz por delante!

Ella y Timmy comenzaron a seguir la Dieta Mediterránea modificada, y mientras ella perdía peso, él parecía responder realmente bien al cambio de dieta. Eliminaron por completo el gluten durante el primer año, y realmente funcionó reducir el maíz y el azúcar, y rotaron los lácteos cada cuatro días. En ocasiones especiales, comían comida rápida o pasteles de cumpleaños, pero esas cosas se mantenían en mínimos.

Debido a que siguieron juntos la dieta, los resultados fueron mejores. Además, él comenzó a ver no solo la lógica que había detrás de optar por alimentos buenos, sino que también podía darse cuenta de cuándo aflojaba.

Nos reunimos varias veces durante ese primer año, pero cuando había pasado un año, ella ya no estaba preocupada por medicamentos… ¡porque Timmy no necesitaba ninguno! En la escuela, él era cada vez menos "uno de esos niños problemáticos", le agradaba decir a ella.

También estaba contenta por su propia bajada de peso, pero incluso más que eso, estaba emocionada por ver a Timmy comenzando a autogestionarse y ser responsable de sí mismo.

También dejó de acudir a visitarme porque ya no me necesitaba. Eso sucede con cerca del 80 por ciento de mis pacientes; se ponen bien y no necesitan regresar. ¡No me estoy quejando! Lo que sí recomiendo es que se hagan análisis físicos periódicos y chequeos.

Para Timmy y su madre, crecer con TDAH, ya sea un diagnóstico adecuado o no, ¡es ciertamente factible!

ALIMENTOS QUE GENERALMENTE CONTRIBUYEN AL TDAH Y EL AUTISMO

- *Colorante alimentario artificial (principalmente Rojo n. 40, Azul n. 2, Amarillo, n. 5 y 6)*
- *Aditivos y conservantes alimentarios*
- *Azúcares y edulcorantes artificiales*
- *Cafeína (café, refrescos, bebidas energéticas)*
- *GMS (chips de papas, cenas congeladas, cortes fríos, salsas, aliño ranch, aperitivos salados, muchas comidas rápidas)*
- *Grasas trans (margarina, cubierta para pasteles, rosquillas, Bisquick Original)*
- *Gluten (trigo, centeno, cebada)*

CÓMO TRATAR EL TDAH Y EL AUTISMO

El trastorno de salud mental TDAH (trastorno por déficit de atención o hiperactividad) por lo general se divide en tres categorías: desatento, hiperactivo e impulsivo. Por naturaleza, a la mayoría de los niños que les diagnostican TDAH tienen una combinación de estos tres síntomas.

Aproximadamente el 11% de los niños entre cuatro y diecisiete años de edad (6,4 millones) han sido diagnosticados de TDAH en cuanto a 2011, según dice el CDC (Centro de Control de Enfermedades). Dibujan un cuadro aún más oscuro cuando destacan que las cosas están

> ### ANTOJOS
>
> Quienes tienen TDAH o autismo generalmente desean: *pizza*

empeorando, ya que las tasas de diagnóstico de TDAH aumentaron un promedio del 3% al año desde 1997 hasta 2006 y un promedio de aproximadamente un 5% al año desde 2003 hasta 2011.

Solo está empeorando, y el TDAH está costando a los contribuyentes estadounidenses más de cuarenta mil millones de dólares al año.[22]

La medicación en exceso o insuficiente de los niños es un debate que sin duda no terminará nunca, pero he descubierto que la mayoría de los niños que siguen la Dieta Mediterránea modificada y recortan el consumo de trigo, maíz, azúcar y alimentos procesados, y también rotan los lácteos cada cuatro días, por lo general tienen una marcada mejora.

¿Lo estamos curando? ¡En algunos casos sí! En otros, estamos aprendiendo cómo manejarlo y controlarlo. Como he dicho, la solución siempre tiene una manera de regresar a nuestra dieta, y ese es especialmente el caso con el TDAH.

El autismo, que tiene que ver con el desarrollo cerebral temprano, es un poco diferente. La abrupta mejora que se produce al seguir la Dieta Mediterránea modificada sigue estando ahí, pero se trata más de manejar y controlar el autismo que de curarlo. Aún así, ser capaces de minimizar muchos de los síntomas del autismo es una gran ayuda y alivio para padres, cuidadores y pacientes.

Como se esperaba, el autismo también va en aumento. La preponderancia del autismo en niños estadounidenses aumentó en un 119,4% desde el año 2000 (1 de cada 150) hasta 2010 (1 de cada 68).[23] Eso supone un aumento inmenso, y la Sociedad contra el Autismo calcula que los costos anuales en los siguientes diez años estarán entre doscientos mil y cuatrocientos mil millones de dólares.

Ambas enfermedades (TDAH y autismo) son problemas de salud mental que enfrentan los niños, y están en aumento constante. Como padres, familiares o cuidadores, su papel es de apoyo y dirección.

¿Puede usted hacer algo a nivel práctico que producirá resultados prácticos beneficiosos? ¡Sí!

¿Hay esperanza? ¡Sí!

¿Puede usted comenzar hoy mismo? ¡Sí!

RESPUESTAS REALES PARA PACIENTES DE TDAH Y AUTISMO

Debido a que el TDAH y el autismo son problemas de salud mental, la Dieta Mediterránea modificada es muy eficaz. Es, después de todo, la mejor dieta antiinflamatoria del planeta.

Les digo a los padres de niños con TDAH o autismo que necesitamos encontrar los alimentos que revuelvan el cerebro. Ese es nuestro enfoque. Ese es también el motivo por el cual los primeros productos a eliminar son: trigo y granos refinados, maíz, lácteos, GMS, azúcares falsos (NutraSweet) y azúcares, alimentos procesados, y grasas tóxicas (grasas trans, alimentos fritos, y excesivas grasas poliinsaturadas como aceite de maíz, aceite de semilla de algodón, aceite de girasol, aceite de cártamo, aceite de soja, etc.).

He tenido cientos de pacientes, ya sea que sufrieran autismo, TDAH, demencia, Alzheimer, pérdida de memoria, obesidad, diabetes, síndrome de colon irritable, enfermedades autoinmunes, hipertensión o acné, que experimentaron una mejora significativa y a veces inmediata tras eliminar el trigo y el maíz, sin mencionar otros alimentos inflamatorios.

El hecho es que para pacientes con TDAH y autismo, granos refinados, trigo, maíz, lácteos, GMS, azúcares falsos y azúcares, alimentos procesados, grasas trans y alimentos fritos son las mayores causas de inflamación. Si desordena el cerebro, lo cual hace, entonces tiene sentido eliminar ese alimento de la dieta lo más rápidamente posible.

Es ahí donde comenzamos, pero cada paciente es diferente. Se trata de encontrar los alimentos que causan inflamación. Para casos graves de TDAH y autismo, sugeriría que se realicen un Test Alcat (hablaremos más sobre el Test Alcat en el Apéndice D), hecho para ayudar a esclarecer las sensibilidades alimentarias exactas para ese niño o niña.

Con los niños, no todo se trata de eliminar alimentos. No queremos ser demasiado restrictivos. Ellos están creciendo y desarrollándose con rapidez, de modo que debemos sustituir alimentos inflamatorios por alimentos no inflamatorios.

Por ejemplo, ya que no queremos que los pacientes jóvenes pierdan peso, los lácteos que eliminan los pacientes pueden ser sustituidos por leche de arroz, leche de coco o leche de almendras. Yo añadiría una multivitamina con cantidades adecuadas de vitaminas B, un suplemento masticable de calcio, y suplementos de omega-3 y también probióticos.

ALIMENTOS QUE GENERALMENTE ALIVIAN EL TDAH Y EL AUTISMO

- Salmón salvaje, trucha salvaje, sardinas salvajes
- Bayas (arándanos, moras, fresas, frambuesas)
- Verduras (col rizada, espinacas, brócoli, col)
- Nueces, pacanas, almendras, anacardos
- Humus, frijoles, guisantes, lentejas
- Aguacates, aceite de oliva
- Avena

Para los pacientes de TDAH, por ejemplo, los azúcares falsos (como NutraSweet y aspartamo) y el GMS son excitotoxinas y literalmente excitan el cerebro, de modo que es obligatorio eliminarlos. Limitar el azúcar en general es muy importante para pacientes de TDAH, pero con ciertos alimentos, la moderación es la clave porque no queremos que pierdan peso (a menos que tengan sobrepeso o sean obesos). Podemos limitar o rotar los lácteos y el maíz no transgénico cada tres o cuatro días en lugar de consumirlos en cada comida, y probablemente les irá bien. Yo recomendaría eliminar el trigo durante seis meses y después consumirlo solamente en pequeñas cantidades una o dos veces por semana. Su hijo puede comer pan sin gluten, arroz integral, pasta de arroz integral, y galletas de arroz integral en lugar de productos de trigo.

Algunos de mis pacientes jóvenes siguen tomando Ritalin, pero con frecuencia pueden reducirlo o eliminarlo totalmente en unos pocos meses. Ese es otro de los beneficios de reducir o eliminar los alimentos inflamatorios.

LA DIETA MEDITERRÁNEA MODIFICADA PARA TDAH Y AUTISMO

¿Cuán motivado está usted para pasar a la acción? Por lo general, los niños son quienes sufren TDAH y autismo, pero como padre o cuidador, usted desempeña un papel fundamental. Hablar de motivación es igualmente para usted y para el niño o niña. Le ayudará tremendamente esclarecer su "porqué" para ayudar a su hijo con TDAH o autismo. ¿Por qué quiere hacer esto? ¿Por qué quiere vencer al TDAH o el autismo?

Trabaje en su respuesta y refínela hasta que sea una pasión ardiente que le impulse a hacer lo que sea necesario para estar saludable. Permita que le dirija hacia donde usted quiere ir, ¡que es un estilo de vida que le dé la vida y la libertad que usted quiere!

Ahora sigue la base de la Dieta Mediterránea modificada, excepto que en varios lugares verá que está ligeramente alterada para vencer mejor el TDAH y el autismo.

Nivel 1: frutas, verduras, frutos secos, frijoles y otras legumbres. Las ensaladas consisten en brotes de hoja oscura, tomates de rama frescos, brócoli, espinacas, pimientos, cebollas y pepinos. Sirva las verduras en ensalada, como entrantes, o como plato principal o guarnición. Por lo general, la fruta es un postre o un aperitivo. Use los frutos secos como aderezos para añadir sabor y textura. Los frijoles y legumbres están generalmente en sopas, añadidos a las ensaladas, se utilizan como salsas para mojar (por ej., humus), o como plato principal.

RACIONES

#7
#6#6
#5#5#5
#4#4#4#4
#3#3#3#3#3
#2#2#2#2#2#2
#1#1#1#1#1#1#1

Sugerencias: Comience con una ensalada grande en el almuerzo y la cena (sin croutóns). Coma 3 raciones de verdura al día, y más si puede. Coma los alimentos crudos, al vapor, salteados, o cocine a fuego bajo con aceite de oliva, aceite de macadamia, o aceite de coco. Coma de 1 a 2 raciones de fruta al día (arándanos, moras, fresas, frambuesas, limones, limas, o cualquier otro tipo de fruta, pero evite el jugo de fruta).

Sugerencias: Consuma ½ a 2 tazas diarias de frijoles, sopas de frijoles, guisantes, lentejas, legumbres y humus, preferiblemente antes de las comidas.

Nivel 2: copos de avena y quinoa, mijo o pan de mijo, arroz integral, pasta de arroz integral, pan de arroz integral y batatas. Si no es usted sensible al gluten, está intentando bajar de peso, o sufre presión arterial alta, diabetes, o colesterol alto, entonces papas, pan germinado (como el pan de Ezequiel 4:9), o pan fermentado (como el pan con masa madre) están bien en ocasiones y con moderación, por ejemplo cada tres o cuatro días.

Alterada: Para el autismo, elimine por completo de su dieta el gluten (trigo, cebada, centeno), maíz y arroz blanco. Después de seis meses, puede ser aceptable rotar granos y maíz cada cuatro días para pacientes con TDAH y para algunos con autismo, pero el maíz debería ser no transgénico.

Nivel 3: aceite de oliva, utilizado en lugar de otros aceites, margarina, etc. No solo para cocinar, se mezcla normalmente con vinagre balsámico como aderezo para ensaladas. Es correcto pequeñas cantidades de mantequilla orgánica.

Alterado: Elimine totalmente de su dieta todos los alimentos fritos, aceites hidrogenados y grasas trans. Limite las grasas poliinsaturadas (aceite de maíz, aceite de semilla de algodón, aceite de girasol, aceite de cártamo, aceite de soja, y evite aceites GM como la mayoría de aceites de colza y de semilla de algodón).

Sugerencias: Consuma de 2 a 4 cucharadas de aceite de oliva virgen extra diariamente, para cocinar o en ensaladas (con vinagre balsámico o cualquier otro tipo de vinagre).

Sugerencias: Coma un puñado de frutos secos crudos (almendras, avellanas, pacanas, anacardos, nueces macadamia) diariamente.

Nivel 4: queso y yogurt, en pequeñas cantidades. Queso parmesano recién gratinado sobre la pasta, o un poco de queso feta sobre una ensalada es común. La leche se consume generalmente en forma de yogurt (una taza al día), y es bajo en grasa o desnatado, servido con fruta fresca añadida. El yogurt es también un aderezo para ensaladas (por ej., mezclado con eneldo, ajo, cebolla y pepinos).

Alterada: Con el autismo, elimine los lácteos. Con TDAH, rote los lácteos cada cuatro días en cantidades limitadas, de unas 4-8 onzas o 110-225 gramos de leche o yogurt o una pequeña cantidad de queso.

Nivel 5: pescado, consumido más que otras carnes, en raciones de unas 4 onzas o 110 gramos varias veces por semana.

Alterada: Consuma el pescado más bajo en mercurio que sea posible. (Ver Apéndice C para una lista de pescados).

Nivel 6: pollo, pavo y huevos. El pollo en raciones de 3-6 onzas o 85-170 gramos varias veces por semana es común. La carne generalmente es sin piel y añadida a sopas, guisos y otros platos llenos de verduras. Solamente de 1 a 6 huevos por semana con una proporción de 1 yema/3 claras.

Nivel 7: carne roja en forma de res, ternera, cerdo, oveja, cordero y cabra, se come solo unas pocas veces al mes. Con frecuencia se sirve como guarnición en un plato de verduras, pasta o arroz. Evite o limite la carne roja a 3-6 onzas o 85-170 gramos una o dos veces por semana.

Sugerencias: Rote verduras y carnes cada cuatro días (no coma los mismos alimentos cada día). Por ejemplo, el primer día coma pollo; el segundo día, pavo; el tercer día, salmón; y así sucesivamente.

AYUDA REAL PARA EL TDAH Y EL AUTISMO

No puedo decirle cuántos niños y niñas han pasado por mi consulta necesitando ayuda con su TDAH o autismo. Mi corazón se duele por ellos y sus padres, y hago todo lo posible para ayudar.

Por lo general, la marcada mejora por seguir la Dieta Mediterránea modificada y eliminar ciertos alimentos de su dieta es un paso adelante tan radical y positivo que ellos lo agradecen mucho. Muchas veces, lo que produjo sanidad fue una o dos cosas que ajustamos.

¿Curamos al niño? A veces lo hacemos, pero con frecuencia su mejora es más parecida a un gran paso adelante hacia el control y el manejo exitosos. Es aprender a vivir con ello, ¡pero hasta el mejor grado posible!

Young Carl tenía TDAH cuando lo vi a él y a sus padres. Consideramos la comida desde un punto de vista de moderación o rotación en lugar de hacerlo desde un punto de vista de eliminación. Ese era más su estilo como familia, y aunque yo creía que la eliminación de trigo, maíz y azúcar habría producido resultados más rápidos, ellos estuvieron dispuestos a cambiar lentamente los hábitos alimentarios familiares. Irían alejando a Carl de ciertos alimentos, pero lentamente.

Eso significaba más comidas preparadas en su casa en lugar de comer fuera, y comieron muchas más frutas, verduras, ensaladas y sopas caseras, y muchos menos alimentos procesados. Los antojos de pizza eran satisfechos con pizza casera ocasional hecha con harina sin gluten en lugar de pizza de un restaurante de comida rápida. Introdujeron en su familia la mayor parte de la Dieta Mediterránea modificada durante los meses posteriores.

El cambio tomó tiempo, pero un año después estaban muy contentos con los resultados. Carl rendía mejor en la escuela, ya no tomaba su medicación de Ritalin, y era capaz de prestar mucha más atención a las tareas.

También decidieron que solo necesitaban visitarme una vez al año, ¡lo cual sucede todo el tiempo! Estoy acostumbrado a eso.

Lo más importante fue que su hijo estaba de camino hacia una vida mejor con su salud mejorada.

CAPÍTULO DOCE

℞

SU VIAJE

El Capítulo Doce trata de la batalla con la enfermedad mental. Aprenda a luchar en ambos niveles, el nivel mental y el nivel de la dieta, porque es un enfoque dual para vencer la enfermedad mental. ¡Puede usted vencer! Muchos pacientes han obtenido resultados asombrosos cuando ponen en equilibrio el cerebro y el cuerpo. ¡Usted también puede hacerlo!

Don Colbert, MD

CÓMO VENCER LA ENFERMEDAD MENTAL
con la Dieta Mediterránea modificada

ME CRIÉ CON FOBIA SOCIAL, aunque en aquella época no sabía que era una fobia. Cuando era pequeño, mi hermana mayor se metía conmigo, lo cual ayudó a programarme para pensar que yo era feo e inferior, pero eso solamente ocultaba mi fobia social.

Cuando entraba en una habitación, me sentía muy nervioso y pensaba que todos me estaban mirando y juzgando. Se me aceleraba el pulso, y un sudor frío recorría mi cuerpo. Cuando era estudiante de medicina, nunca levantaba la mano para hacer una pregunta. Normalmente evitaba cualquier cosa que atrajera la atención hacia mí.

Como médico, me encontré hablando en público en más ocasiones y dando consejos a muchas personas. No necesariamente tenía miedo a hablar en público, que es la fobia número uno; en mi caso era la fobia social de cuando entraba por la puerta (cuando todo el mundo me miraba) hasta el punto en que estaba realmente hablando.

Un amigo, que era pastor, en ocasiones me invitaba para que hablara a su creciente audiencia sobre salud, nutrición, dieta, y otras cosas; pero antes de llamarme a pasar a la plataforma, yo estaba sentado sudando como si fuera una hamburguesa sobre una parrilla. Era demasiado para mí. Mi corazón se aceleraba y mi respiración era hueca. Él no dejaba de pedirme que hablara, y yo seguía aceptando su invitación, y finalmente fui capaz de vencer la fobia social.

Pensé que había algo raro en mí, pero fue años después cuando supe que tenía fobia social. Según la Asociación de América de Personas con Ansiedad y Depresión (ADAA, por sus siglas en inglés), yo no estoy solo. Tales trastornos son muy comunes,[24] y afectan a incontables personas cada día:

- Fobias específicas: 8,7 % de la población estadounidense
- Trastorno de ansiedad social: 6,8%
- Trastorno depresivo grave: 6,7% (entre 15 y 44 años de edad)
- Trastorno de estrés postraumático: 3,5%
- Trastorno de ansiedad generalizado: 3,1%
- Trastorno de pánico: 2,7%
- Trastorno depresivo persistente: 1,5%
- Trastorno obsesivo-compulsivo: 1%

Yo solía sufrir fobia social, pero ahora puedo entrar en una habitación y ni siquiera me pongo nervioso. He reprogramado el pensamiento distorsionado y he abordado las mentiras. He aprendido que las fobias generalmente pueden vencerse con una mezcla de una sencilla cura de cinco minutos para la fobia, reprogramando el pensamiento distorsionado con terapia de conducta cognitiva, terapia de resolución de traumas, y dieta.

CÓMO CONFRONTAR LA ENFERMEDAD MENTAL

Pero ¿cómo se tiene una enfermedad mental?

Algunas enfermedades mentales son hereditarias, algunas son programadas en nosotros mediante patrones de pensamiento distorsionado por parte de miembros disfuncionales de la familia, y otras las desencadena el trauma emocional o físico, pero eso sin duda no es una epidemia o una enfermedad. Algunas veces hay desencadenantes externos que pueden conducir a tener una enfermedad mental. He visto demasiados pacientes que fumaban marihuana cuando eran adolescentes, y ahora son bipolares o esquizofrénicos, como para no ver la relación. Figuradamente hablando, la marihuana puede encender un interruptor en algunas personas, y la enfermedad mental es un resultado directo. La marihuana también disminuye las pasiones y crea letargo, y yo diría que la marihuana simplifica a las personas y convierte a muchos en babosas, y eso no es ninguna ayuda para los pacientes con una enfermedad mental.

> ## ANTOJOS
>
> Quienes tienen problemas mentales normalmente desean: *azúcares, panes y lácteos.*

Pero un trauma en la cabeza y la marihuana no son las causas principales de enfermedad mental. Según la Clínica Mayo, se cree que las enfermedades mentales en general están causadas por diversos factores genéticos y medioambientales, como:

- *Rasgos heredados:* La enfermedad mental es más común en personas cuyos familiares biológicos (de sangre) también tienen una enfermedad mental. Ciertos genes pueden aumentar el riesgo de desarrollar una enfermedad mental, y la situación en la vida de esa persona puede desencadenarla.
- *Exposiciones ambientales antes del nacimiento:* La exposición a virus, toxinas, alcohol o drogas mientras se está en el vientre puede a veces estar vinculado con la enfermedad mental.
- *Química cerebral:* Se cree que los cambios bioquímicos en el cerebro afectan al estado de ánimo y otros aspectos de la salud mental. Sustancias químicas cerebrales llamadas neurotransmisores que se producen de modo natural desempeñan cierto papel en algunas enfermedades mentales. En algunos casos, los desequilibrios hormonales afectan a la salud mental.

De todos los trastornos mentales, los trastornos por ansiedad (incluyendo TEPT, TOC y fobias específicas) colectivamente se sitúan en lo más alto como el trastorno mental que afecta a la mayoría de los estadounidenses.[25] Y como se podría esperar, casi la mitad de las personas a quienes se diagnostica ansiedad también se les diagnostica depresión.[26]

La depresión es uno de los tipos más comunes de enfermedad mental, que afecta a más del 26% de la población adulta estadounidense.[27] Se calcula que para el año 2020, la depresión será la segunda causa principal de discapacidad en todo el mundo, detrás solamente de la enfermedad coronaria.[28]

No es sorprendente que la evidencia haya demostrado que los trastornos mentales, especialmente los trastornos depresivos, están fuertemente relacionados con enfermedades crónicas como diabetes, cáncer, enfermedades cardiovasculares, asma, y obesidad.[29] El CDC (Centro para el Control de Enfermedades) añade que los trastornos mentales también conducen a inactividad física, tabaquismo, beber en exceso e insuficiencia de horas de sueño, lo cual hace que los problemas solo empeoren para los pacientes.

No es una buena noticia.

ALIMENTOS QUE PUEDEN AUMENTAR LA ANSIEDAD

- Café, bebidas con cafeína, bebidas energéticas
- Batidos, jugo de fruta
- Alcohol
- GMS
- Caramelos, refrescos, galletas
- Edulcorantes artificiales (refrescos light, goma de mascar)
- Gluten (trigo, centeno, cebada)

BATALLAR CONTRA LA ENFERMEDAD MENTAL

Si está leyendo este capítulo, quizá usted o alguien a quien conoce esté lidiando con la enfermedad mental. Reconozco que este puede ser un camino difícil... pero es algo que usted puede vencer.

Creo que usted tiene la capacidad de escoger sanidad y salud. Puede caminar en libertad. Sí, requiere buenas decisiones, esfuerzo y cambios, pero puede hacerlo. No está usted atado por la genética, el ambiente o la química.

Yo he visto algunos casos increíbles, con pacientes que parecen estar lejos de toda ayuda y toda esperanza, y sin embargo han vencido. Es posible. Lo he visto demasiadas veces para dudar de la capacidad para vencer de cualquier persona.

Es cierto que las estadísticas son tristes y sombrías, pero la batalla por su bienestar mental se pelea en dos frentes:

Batalla 1: en su mente
Batalla 2: en su dieta

ALIMENTOS QUE AYUDAN A DISMINUIR LA ANSIEDAD

- Alimentos ricos en triptófano (pavo, pollo, bananas)
- Salmón salvaje, trucha salvaje, sardinas salvajes
- Arroz integral, pasta de arroz integral, pan de arroz integral, pan de mijo
- Frijoles, guisantes, lentejas, humus
- Batatas, avena
- Nueces, almendras, anacardos
- Col rizada, espinacas, otras hojas verdes

La enfermedad mental, debido a su naturaleza misma, es una batalla que debe pelearse en la mente, y debido a que su dieta afecta a cada área de su cuerpo y su vida, es también una batalla en su dieta.

Por lo tanto, ¿por dónde debería comenzar? A corto plazo, la medicación puede desempeñar un papel importante y útil. Las medicinas que tratan las enfermedades mentales son potentes y muy útiles, pero creo que para muchas personas son idealmente indicadas para el corto plazo y no para toda la vida. El largo plazo es donde entran en juego una dieta saludable y un estilo de vida sano. Tratar los síntomas es estupendo por el momento, pero a menos que lleguemos al núcleo del problema, nada ha cambiado verdaderamente. Por favor, no deje de tomar su medicación, pero a medida que vaya mejorando su estado, su médico o psiquiatra finalmente puede bajar la dosis o retirarla por completo.

A continuación, sugiero que aborde de modo estratégico el lado mental y dietético de las cosas al mismo tiempo. Sin duda, quiere caminar en libertad, pero es más una maratón que una carrera de velocidad.

Batalla 1: En su mente

La batalla de la mente requiere un cambio en su pensamiento. He descubierto que en lo más profundo, en la raíz misma de la enfermedad mental, está algún "pensamiento apestoso" que es necesario enderezar.

Eso puede parecer muy general y despreocupado, y no estoy tomando a la ligera de ningún modo cualquier enfermedad mental, pero sin embargo es cierto. En algún lugar, en el pasado, una mentira o un trauma generalmente echan raíz en su corazón y su mente que en la actualidad causa estragos en su alma. Debe desarraigarse, como una mala hierba, y sustituirse por la verdad. Proverbios 4:23 (NVI) afirma claramente: "Por sobre todas las cosas cuida tu corazón, porque de él mana la vida".

La formación de actitud es clave para situar su mente en el camino correcto. El autor de *Know Love, Live Loved* explica con mucha claridad cómo se forman las actitudes.[30] Hay tres pasos básicos en la formación de una actitud:

Paso 1. *Entrada:* Todo desde el nacimiento es utilizado por nuestra mente subconsciente como entradas desde las cuales se forman las actitudes. Cuando usted es más viejo y entiende la necesidad de cambiar sus actitudes, obviamente no puede volver a empezar en el nacimiento. Lo que puede hacer, sin embargo, es cambiar la entrada. Esto tiene su manera de afectar positivamente su mente y todo su cuerpo.

Paso 2. *Procesamiento de entradas:* Cuando usted ha escuchado lo que le dijeron otras personas y ha observado lo que hicieron en sus propias vidas, procesó esa información y escogió sus actitudes. Al actuar según su creencia escogida, gradualmente quedó establecida como un hábito de pensamiento: una actitud.

Paso 3. *Refuerzo:* Cuando usted decide provisionalmente una actitud, al final se atrinchera con firmeza mediante el refuerzo a medida que la sigue día tras día. No hay nada misterioso en eso. Simplemente sucede.

ALIMENTOS QUE NORMALMENTE CONTRIBUYEN A LA DEPRESIÓN

- Gluten (trigo, centeno, cebada)
- Granos refinados procesados, arroz blanco, maíz procesado (palomitas, nachos, tortillas)
- Azúcar, edulcorantes artificiales
- Alcohol (cerveza, vino, licores)
- Grasas poliinsaturadas (aceite de girasol, aceite de cártamo, aceite de semilla de algodón, aceite de maíz)
- Grasas trans (mantecas, rosquillas, margarina), alimentos fritos
- GMS

Esto está en línea con Mateo 7:7-8 cuando explica: "Sigue pidiendo y recibirás lo que pides; sigue buscando y encontrarás; sigue llamando, y la puerta se te abrirá. Pues todo el que pide, recibe; todo el que busca, encuentra; y a todo el que llama, se le abrirá la puerta" (NTV).

Hay ayuda y hay esperanza. ¡Y su salud mental vale la pena!

Batalla 2: En su dieta

En la batalla de su dieta también va a requerir un cambio. Con la enfermedad mental, he visto a muchos pacientes que tienen antojos de alimentos que inflaman el cerebro, lo cual por lo general alimenta la enfermedad mental.

Para corregir eso, comenzamos con la Dieta Mediterránea modificada. También añado algunos suplementos porque muchas veces pacientes de salud mental tienen necesidades concretas. Puede que hagamos algunos análisis para obtener mayor perspectiva de sus necesidades.

Sin embargo, el gluten es un producto que elimino inmediatamente de su dieta. A veces los lácteos, pero siempre el gluten.

La meta es mantener el cuerpo (tracto gastrointestinal) y el cerebro equilibrados y sanos. Eso siempre afecta la mente de modo positivo.

LA DIETA MEDITERRÁNEA MODIFICADA PARA LA DEPRESIÓN, LA ANSIEDAD, EL TRASTORNO BIPOLAR Y LA ESQUIZOFRENIA

¿Cuán motivado está para pasar a la acción? Le ayudará tremendamente aclarar su "porqué" para estar saludable. ¿Por qué quiere hacer esto? ¿Por qué quiere vencer su enfermedad mental?

Trabaje en su respuesta y refínela hasta que sea una pasión ardiente que le impulse a hacer lo que sea necesario para estar saludable. Permita que le impulse hacia donde quiere ir, ¡que es un estilo de vida saludable que le proporcione la vida y la libertad que usted quiere!

A continuación sigue la base de la Dieta Mediterránea modificada, excepto que en varios lugares verá que está ligeramente alterada para vencer mejor la enfermedad mental.

Nivel 1: frutas, verduras, frutos secos, frijoles y otras legumbres. Las ensaladas consisten en brotes de hoja oscura, tomates de rama frescos, brócoli, espinacas, pimientos, cebollas y pepinos. Sirva las verduras en ensalada, como entrantes, o como plato principal o guarnición. Por lo general, la fruta es un postre o un aperitivo. Use los frutos secos como aderezos para añadir sabor y textura. Los frijoles y legumbres están generalmente en sopas, añadidos a las ensaladas, se utilizan como salsas (por ej., humus), o como plato principal.

Sugerencias: Comience con una ensalada grande en el almuerzo y la cena (sin croutóns). Coma 3 raciones de verdura al día, y más si puede. Coma los alimentos crudos, al vapor, salteados, o cocine a fuego bajo con aceite de oliva, aceite de macadamia, o aceite de coco. Coma 1-2 raciones de fruta al día (arándanos, moras, fresas, frambuesas, limones, limas, o cualquier otro tipo de fruta, pero evite el jugo de fruta).

Sugerencias: Consuma ½ a 2 tazas diarias de frijoles, sopas de frijoles, guisantes, lentejas, legumbres y humus, preferiblemente antes de las comidas.

Nivel 2: copos de avena y quinoa, mijo o pan de mijo, arroz integral y batatas. Si no es usted sensible al gluten, está intentando bajar de peso, o sufre presión arterial alta, diabetes, o colesterol alto, entonces papas, pan germinado (como el pan de Ezequiel 4:9), o pan fermentado (como el pan con masa madre) están bien en ocasiones y con moderación.

Alterada: Elimine por completo de su dieta el gluten (trigo, cebada y centeno), maíz, arroz y pasta de trigo (ver el Apéndice F para consultar una lista de alimentos que contienen gluten). Puede comer arroz integral, pan de arroz integral, y pasta de arroz integral.

Nivel 3: utilice aceite de oliva en lugar de otros aceites, margarina, etc. No solo para cocinar, se mezcla normalmente con vinagre balsámico como aderezo para ensaladas. Es correcto pequeñas cantidades de mantequilla orgánica.

> *Alterada:* Elimine totalmente de su dieta todos los alimentos fritos, al igual que grasas trans y grasas hidrogenadas, y limite las grasas poliinsaturadas (aceite de maíz, aceite de semilla de algodón, aceite de girasol, aceite de cártamo, aceite de soja) a una cantidad muy pequeña. Evite el aceite de colza transgénico.

> *Sugerencias:* Consuma de 2 a 4 cucharadas de aceite de oliva virgen extra diariamente, al cocinar o en ensaladas (con vinagre balsámico o cualquier otro tipo de vinagre).

> *Sugerencias:* Coma un puñado de frutos secos crudos (almendras, avellanas, pacanas, anacardos, nueces macadamia) diariamente.

Nivel 4: queso y yogurt, en pequeñas cantidades. Queso parmesano recién gratinado sobre la pasta, o un poco de queso feta sobre una ensalada es común. La leche se consume generalmente en forma de yogurt (una taza al día), y es bajo en grasa o desnatado, servido con fruta fresca añadida. El yogurt es también un aderezo para ensaladas (por ej., mezclado con eneldo, ajo, cebolla y pepinos).

> *Alterada:* Necesita eliminar los lácteos si tiene esquizofrenia o trastorno bipolar. Como mínimo, rote los lácteos cada 4 días, de 4-8 onzas o 110-225 gramos de leche desnatada o baja en grasa, yogurt bajo en azúcar y pequeñas cantidades de queso.

Nivel 5: pescado, consumido más que otras carnes, en raciones de unas 4-6 onzas o 110-170 gramos varias veces por semana.

Alterada: Consuma el pescado más bajo en mercurio que sea posible. Escoja salmón salvaje regularmente. (Ver Apéndice C para una lista de pescados).

Nivel 6: pollo, pavo y huevos. El pollo en raciones de 3-6 onzas o 85-170 gramos varias veces por semana es común. La carne generalmente es sin piel y añadida a sopas, guisos y otros platos llenos de verduras. Solamente de 1 a 6 huevos por semana con una proporción de 1 yema/3 claras.

Nivel 7: carne roja en forma de res, ternera, cerdo, oveja, cordero y cabra, se come solo unas pocas veces al mes (como mucho, raciones de 3-6 onzas o 85-170 gramos una o dos veces por semana). Con frecuencia se sirve como guarnición en un plato de verduras, pasta o arroz.

RACIONES

#7
#6#6
#5#5#5
#4#4#4#4
#3#3#3#3#3
#2#2#2#2#2#2
#1#1#1#1#1#1#1

Sugerencias: Rote verduras y carnes cada cuatro días (no coma los mismos alimentos cada día). Por ejemplo, el primer día coma pollo; el segundo día, pavo; el tercer día, salmón; y así sucesivamente.

Con la enfermedad mental, es muy importante eliminar el GMS y Nutra Sweet, que son excitotoxinas. Se debería evitar o limitar también el azúcar y los alimentos procesados. Las grasas trans y los alimentos fritos deberían evitarse, y también limitar las grasas poliinsaturadas.

CÓMO VENCER LA ENFERMEDAD MENTAL

¿Puede usted vencer la enfermedad mental? Yo la he visto vencida muchas veces, de modo que la respuesta es un sonoro: ¡sí!".

Sean Miller es un ejemplo estupendo (es su nombre real). Cuando vino a visitarme, se habría catalogado a sí mismo como un verdadero "caso perdido". Había estado entrando y saliendo de hospitales, lo metieron en el pabellón de suicidios, tomaba muchos medicamentos, y se determinó que sufría psicosis, TOC, esquizofrenia y depresión.

Sí había algunos problemas mentales en su familia, pero él era muy popular y saludable cuando estaba en la escuela. Nada parecía incorrecto. A los veintitrés años comenzó a experimentar pensamientos inquietantes, después voces, y luego esas voces comenzaron a amenazarlo si no obedecía.

Las voces y demandas atormentadoras y los cambios de humor repentinos para compensar la conducta irracional casi habían arruinado su vida. Había perdido amigos, no podía conseguir un empleo, su matrimonio estaba en peligro, y su salud se deterioraba. No podía dormir bien y se veía pálido. Pasó por periodos de intensa ansiedad y después mucha culpabilidad.

Las voces le decían que si se subía a un avión moriría, o que si iba al banco moriría. Una tarea sencilla, como ir a comprar al supermercado, estaba llena de decisiones, voces y demandas. Los ataques de pánico eran constantes, y mientras más escuchaba a las voces, más reales parecían ser.

"No podía encontrar paz mental", dice él. "Y cualquier pesadilla era un respiro de la batalla diaria y constante".

Perdió la alegría en todo lo que antes le gustaba. La vida la sentía sosa y sin significado.

Es interesante que inicialmente no buscó ayuda porque no sabía lo que estaba sucediendo, pero a medida que empeoraron sus síntomas, finalmente llegó al punto en que necesitó ser hospitalizado. Sus estancias eran tan breves como una semana y tan largas como tres meses.

Los efectos secundarios de la medicación no fueron buenos. "No quería que esa fuera mi norma", explicaba él. "Quería vencer eso y seguir adelante con mi vida".

Intentó dejar la medicación, pero eso tan solo empeoró las cosas. De hecho, en cierto momento comenzó a delirar y su esposa tuvo que llamar a la policía. Se lo llevaron esposado. Estaba perdiendo la capacidad de verse a él mismo hacer cosas; estaba perdiendo su sentimiento de conexión con el mundo, y eso producía una nueva oleada de terror.

Su esposa llegó a la conclusión de que las medicinas nunca podrían curar a Sean. No había pastilla alguna que le hiciera bien. Sus médicos solo decían: "Acostúmbrese a vivir de este modo el resto de su vida". Pero ellos necesitaban más que algo para tratar los síntomas. ¡Querían volver a vivir!

A finales de 2006, de algún modo ella encontró uno de mis libros y llamó a mi consulta para concertar una cita. Sean se moría de miedo a volar para visitarme, pero su esposa lo convenció para que lo hiciera. Su psiquiatra también le dio el doble de medicación, pero no dejó de ser una situación impredecible hasta que el avión despegó.

ALIMENTOS QUE NORMALMENTE EMPEORAN LA ESQUIZOFRENIA

- Todo el gluten (trigo, centeno, cebada)
- GMS
- Edulcorantes artificiales
- Alcohol (cerveza, vino, licores)
- Bebidas con cafeína, bebidas energéticas
- Azúcar, carbohidratos refinados
- Grasas trans/alimentos fritos

Cuando el avión llegó sin problema, él se dio cuenta de que estaba vivo... y que las voces le estaban mintiendo. No murió en el camino, como le habían prometido las voces. Sus dudas de que las voces fueran reales fue un avance para él, lo cual era parte de su continua batalla mental.

Cuando nos reunimos, yo expliqué que lo que él sufría podía tratarse y que, cuando termináramos, sería como si él nunca hubiera tenido ningún problema.

Ellos casi no podían creerme, pero ambos tenían un hambre voraz de encontrar ayuda, esperanza y respuestas. Estaban decididos, y yo me alegraba de poder ayudar.

Comenzamos con la Dieta Mediterránea modificada, la mejor dieta antiinflamatoria que hay. Inmediatamente recomendé que le quitáramos todo el gluten y los lácteos. También le di algunos aceites saludables para el cerebro, suplementos de DHA, y algunos suplementos naturales para ayudarle a dormir, junto con un programa de ejercicios para conseguir que sus músculos y su nivel de energía recuperaran su nivel. Todo ello estaba pensado para equilibrar su cerebro. También le hice un análisis de neurotransmisores, y los resultados nos ayudaron a refinar nuestros esfuerzos dietéticos y régimen de suplementos.

ALIMENTOS QUE PUEDEN MEJORAR LA ESQUIZOFRENIA

- Aceites omega-3 (sardinas salvajes, arenque salvaje, salmón salvaje, trucha salvaje)
- Nueces, pacanas, almendras, anacardos
- Bayas (arándanos, moras, fresas, frambuesas)
- Semillas de linaza, aceite de linaza, semillas de chía
- Frijoles, guisantes, lentejas, humus
- Alimentos altos en triptófano (pavo, pollo, bananas)
- Arroz integral, pasta de arroz integral, pan de arroz integral

---

La enfermedad mental, como cualquier enfermedad, es mucho más que tratar solamente los síntomas. Hay una fuerte conexión entre la buena salud en su estómago y la buena salud en su cerebro. Los alimentos que solían causar inflamación en el cerebro de Sean, como el gluten, la pasta y los lácteos, fueron eliminados de su dieta... ¡y su cuerpo respondió maravillosamente!

Cuatro meses después, Sean se dio cuenta de que las voces estaban más calladas. Sus problemas sinusales mejoraron. Y aún más, su médico pudo ir quitándole lentamente las medicinas que había tomado por años.

Fue como si se hubiera encendido un interruptor, ¡pero esta vez era uno bueno! Su médico estaba asombrado, pero Sean y su esposa estaban mucho más que agradecidos. Mientras más se equilibraban su cerebro y su cuerpo y mejoraba su salud, más remitía su enfermedad mental.

¡Brotó la esperanza! Tras haber dejado por completo toda la medicación psicótica, Sean y su esposa tuvieron la alegría de enfrentarse juntos a la vida, sin enfermedad mental en la escena. Fue asombroso ser testigo de ello.

Su esposa afirmó poderosamente: "Ha sido un largo camino, pero no creía que Dios nos dejaría en ese lugar oscuro. Realmente me alegro de haber permanecido. La recuperación ha estado por encima de lo que yo esperaba. Él es mejor que el hombre con quien me casé. Había una pieza rota en él que ahora también se ha curado. Estamos emocionados por el futuro que tenemos por delante".

> **FACTOIDE**
>
> El gluten es un alimento inflamatorio muy común para quienes tienen enfermedades mentales. Evítelo a toda costa.

En la actualidad, Sean está totalmente recuperado. Evita el gluten y los lácteos, y sigue la Dieta Mediterránea modificada. Sí, puede que el componente genético esté ahí, pero él puede mantenerse indultado para siempre.

El futuro, *su* futuro, es brillante.

El futuro *de usted* es igualmente brillante.

Ver a personas recuperar sus vidas es de lo que se trata. Tenga la seguridad de que sin importar cuál sea su dolencia, ¡hay esperanza!

CONCLUSIÓN

DESPUÉS DE TREINTA AÑOS de práctica de la medicina y de buscar fervientemente respuestas a los principales problemas de salud de mis pacientes, el mejor consejo que puedo dar a cualquiera es que siga una dieta y un estilo de vida que le proporcione buena salud, prevenga la enfermedad, ¡y le dé la capacidad de tratar las enfermedades que tenga!

La única dieta que he encontrado y que realmente hace todo eso es la Dieta Mediterránea modificada. Verdaderamente, es la clave para el reino de la salud.

No soy arrogante… Tengo confianza en mí mismo. Lo que usted ha leído en estas páginas son las claves para un estilo de vida saludable que no puede ser derribado. Está demostrado y funciona.

Si usted tiene una de las enfermedades mencionadas en este libro, entonces tiene en sus manos precisamente las herramientas que le ayudarán a tratar, curar, controlar, o manejar lo que le aflige. Y no estamos hablando de tratar solamente los síntomas; hablamos de tratar los verdaderos problemas, y me encanta eso como médico.

El Juramento Hipocrático, que todos los médicos prometen sostener, afirma: "Prevendré la enfermedad siempre que pueda, porque la prevención es preferible a la cura". Desde luego, la prevención es mejor, y por eso la Dieta Mediterránea modificada es la respuesta para un estilo de vida de salud y bienestar a largo plazo.

Recuerde que también fue Hipócrates quien dijo: "Permita que los alimentos sean su medicina y la medicina sea su alimento". ¡Estamos haciendo precisamente eso! Este libro es *la* respuesta a un estilo de vida saludable que también trata sobre prevención. ¡Verdaderamente asombroso!

PENSAMIENTO

¡Tan solo imagine cuánto mejoraría nuestra salud si más restaurantes en toda la nación ofrecieran comidas que encajen dentro de la Dieta Mediterránea modificada!

Tengo tanta confianza en que este estilo de vida saludable es eficaz para tratar cualquier enfermedad crónica, que le invito a contactar con mi oficina y consultar sobre lo que le aflige. ¡Juntos podemos crear un plan de ataque que funcione para usted!

Finalmente, mi comentario de despedida es de esperanza. Yo sé cuán importante es la esperanza, de cuando yo mismo era un paciente. Sin ella, no podemos afrontar el mañana… pero con ella, ¡podemos enfrentarnos al mundo!

Quiero dejarle con esperanza, una esperanza que le ayude a afrontar otro mañana, esperanza para aferrarse a lo que quiere y no soltarlo, y esperanza para recuperar o mejorar su salud.

¡Usted puede hacerlo!

SIGUIENTES PASOS

EL MOMENTO PARA PASAR A LA ACCIÓN siempre es ahora. Cuando se trata de su salud y bienestar, no hay mejor momento que el presente.

Hace años leí de una iglesia en Europa que necesitaba un tejado nuevo. La masiva iglesia se había construido originalmente con vigas de madera inmensas que eran muy largas y rectas. Sin el apoyo adecuado, la inestabilidad del tejado podría conducir a la pérdida de la iglesia y también a la pérdida de vida.

Sacaron y estudiaron todos los viejos dibujos del edificio. En uno de los dibujos encontraron una nota, que explicaba que el tejado requería ciertos árboles para las vigas de madera, lo cual ellos ya sabían, pero había más. La nota también contenía indicaciones de un campo donde, más que un siglo antes, alguien había plantado filas de esos árboles específicos que crecían altos y derechos. Eran maduros y perfectos, y estaban listos para ser utilizados.

¿Quién piensa de ese modo? Podemos hacer planes a pocos años vista, pero ¿quién piensa con cien años de antelación?

Yo soy retado *hoy* a pensar en mis *mañanas*, no solo para mí sino también para mi esposa, hijos, nietos, y los incontables pacientes a los que tengo el privilegio de servir en todo el mundo.

Aunque su cuerpo desee de modo natural los alimentos que promueven la enfermedad, usted no tiene que obedecer. *¡Puede escoger!*

Aunque puede que tenga una genética a la que agradecer la predisposición a una enfermedad, esa no es la última palabra. *¡Puede escoger!*

Aunque pucde que sea un trabajo duro recuperar su salud, verdaderamente vale la pena. *¡Puede escoger!*

Usted tiene la última palabra. Cada vez que toma una decisión en cuanto a comida, es una decisión que conduce a la vida o que conduce a la muerte.

Vincule su pasión por la vida con sus planes para tener buena salud, ¡y estará de camino hacia un futuro increíble!

Permita que los alimentos sean su medicina y la medicina sea su alimento. Es un buen consejo para hoy… y para mañana.

APÉNDICES

R⃨

Hay incontables detalles, frases, estadísticas, recomendaciones y gráficas que podríamos enumerar, pero me preocupa más proporcionarle información útil a lo largo de su camino hacia la salud. Lo que sigue es precisamente eso. Es breve y conciso. Si necesita más información, entonces contacte con mi oficina.

Don Colbert, MD

Apéndice A

PLAN DE COMIDAS DE 21 DÍAS

ESTAS COMIDAS SUGERIDAS siguen la Dieta Mediterránea modificada y tienen la intención de darle un punto de comienzo práctico para sus propios menús, calendarios y planes de salud. Utiliza un sistema de rotación de proteínas, verduras, frutas, granos y frutos secos para evitar el aburrimiento y ayudar a su cuerpo a ajustarse a su nuevo método de comer. Siga detalladamente los tamaños de raciones que se incluyen para tener el mejor éxito. Utilice ensaladas y verduras para mantenerlo lleno. Al final de cada día del plan de comida, hay espacio para tomar notas. Podría escribir sus recetas favoritas, tomar una nota de una receta o un alimento que no le gustó o que sustituyó, enumerar su ingesta de agua, periodos de ejercicio, o pensamientos personales acerca de su viaje hacia ser más saludable.

Las listas de compra en el Apéndice B le ayudarán a comenzar. Incluye una lista de productos básicos de despensa, congelador y refrigerador, y también alimentos necesarios semanales para seguir el plan. Está hecho así para asegurarle que tenga los alimentos más frescos disponibles para la semana.

Su refrigerador va a estar lleno de muchos productos frescos. Es importante rotar estos productos a lo largo de su plan de comidas todo lo posible para evitar así que se echen a perder. Por ejemplo, estará consumiendo ensaladas dos veces al día que requieren muchas verduras coloridas, de modo que asegúrese de incorporar primero los productos que lleven más tiempo en el cajón de las verduras. Si su refrigerador tiene dos cajones para verduras, separe las frutas de las verduras para extender la vida de cada producto todo lo posible. Compruebe los productos diariamente para ver si hay algo que esté comenzando a deteriorarse en calidad. Puede sustituir diferentes frutas o verduras si no le gustan las que se enumeran en el plan de comidas. Por ejemplo, si un batido lleva frambuesas pero a usted no le gustan, utilice una parte igual de otra baya que le guste y tenga a mano. Si parece tener un exceso de bayas que no podrá consumir rápidamente, no dude en congelarlas para hacer batidos posteriormente. Ponga las bayas en una charola para hornear y métala en el congelador. Cuando la fruta esté dura, métala en un contenedor con cierre para congelador, etiquete, ponga la fecha y congele.

Hay un par de ocasiones en que se mencionan nombres de productos específicos. Son solamente sugerencias basadas en la experiencia, pero puede sustituirlos por otra marca si lo desea o lo prefiere.

Si no tiene una olla de vapor para las verduras, sería sabio invertir en una. Las verduras al vapor retienen más vitaminas y nutrientes que si se preparan hervidas o pochadas.

Siempre puede regresar al capítulo 4: "La mejor dieta para la salud y la prevención de enfermedades" para ver más detalles sobre la Dieta Mediterránea modificada y cómo puede conducir a curar y prevenir numerosas enfermedades.

DÍA 1

DESAYUNO (6:00 A.M.):

- 2 rebanadas de pan sin gluten, tostadas con 1 porción de mantequilla orgánica, sazonada con 1 cucharadita de semillas de chía
- 3 onzas u 85 gramos de salchicha de pavo (apretar entre dos servilletas para eliminar grasa)
- ½ taza de fresas rebanadas
- 1 taza de té verde o café, endulzado con estevia, y leche de coco

APERITIVO DE MEDIA MAÑANA (9:00 A.M.):

- 1 banana

ALMUERZO (12:00 A.M.):

- Caballa a la plancha con estragón (3-6 onzas o 85-170 gramos para mujeres, 3-8 onzas o 85-225 gramos para hombres)
- 1 taza de sopa de guisantes con base de caldo
- Berenjena al horno con orégano fresco cortado (según el gusto)
- Ensalada grande con endivias, tomates, zanahorias ralladas, y aceite de oliva virgen extra y vinagre (sin croutóns)
- 1 taza de té verde, agua, agua con gas, o té helado sin endulzar con limón o lima

APERITIVO DE MEDIA TARDE (3:00 P.M.):

- Un puñado de pacanas (aproximadamente 5-10)

CENA (6:00 P.M.):

- Solomillo de pavo a la plancha con tomillo fresco picado y espolvoreado con limón-pimienta (3-4 onzas o 85-110 gramos para mujeres, 3-6 onzas o 85-170 gramos para hombres)
- Calabacín rostizado, aplastado y espolvoreado con 1 cucharadita de pacanas partidas (según el gusto)
- Judías verdes al vapor con cebolla (según el gusto)
- Ensalada grande con aceite de oliva virgen extra y vinagre, con tantas verduras como desee (sin croutóns)
- 1 taza de té verde, agua, agua con gas, o té helado sin endulzar con limón o lima

APERITIVO DE NOCHE (9:00 P.M.):

- Sopa vegetal con base de caldo sin patatas ni pasta (½ taza para mujeres, 1 taza para hombres)

NOTAS:

_____

_____

_____

_____

_____

_____

_____

_____

_____

_____

_____

_____

_____

DÍA 2

DESAYUNO (6:00 A.M.):

- Bol grande de avena cocinada con canela molida y ¼ de taza de arándanos
- Un puñado de nueces (aproximadamente 5-10)
- Batido (8 onzas o 225 gramos) hecho con coco, almendras, o leche desnatada, ½ banana congelada, ¼ de taza de frambuesas, fresas o moras congeladas, 1-2 cucharaditas de semillas de linaza molidas, 1 cucharada de proteína vegetal en polvo, 1 cucharadita de mantequilla de anacardo (se puede añadir hielo o endulzar con estevia al gusto)
- 1 taza de té verde o café, endulzado con estevia, con leche de coco

APERITIVO DE MEDIA MAÑANA (9:00 A.M.):

- 1 manzana Granny Smith

ALMUERZO (12:00 A.M.):

- Pechuga de pollo a la plancha sin piel y sin huesos (3-4 onzas o 85-110 gramos para mujeres, 3-6 onzas o 85-170 gramos para hombres)
- Sopa de frijoles negros (½ taza para mujeres, 1 taza para hombres)
- Espinacas al vapor (cantidad que se desee) sazonadas con una pequeña cantidad de sal, si se desea
- Ensalada grande con endivias belgas, brotes de soja, pimientos, y aceite de oliva virgen extra y vinagre, (sin croutóns)
- 1 taza de té verde, agua, agua con gas, o té helado sin endulzar con limón o lima

APERITIVO DE MEDIA TARDE (3:00 P.M.):

- Un puñado de nueces (aproximadamente 5-10)

CENA (6:00 P.M.):

- Res extra magra (pequeño filete) sazonado con sal o pimienta, si se desea (3-4 onzas o 85-110 gramos para mujeres, 3-6 onzas o 85-170 gramos para hombres)
- Brócoli al vapor (cuanto se desee) sazonado con una pequeña cantidad de sal
- Ensalada grande con muchas verduras coloridas y aceite de oliva virgen extra y vinagre como aderezo (sin croutóns)
- 1 taza de té verde, agua, agua con gas, o té helado sin endulzar con limón o lima

APERITIVO DE NOCHE (9:00 P.M.):

- 1 burrito con pollo, cebolla, ajo, y otras verduras, sazonado al gusto (se pueden añadir unas rodajas de aguacate)

NOTAS:

DÍA 3

DESAYUNO (6:00 A.M.):

- 2-3 huevos (1 yema, 3 claras) revueltos, pochados, o fritos (puede añadir cebollas, champiñones y aguacate, cocinados con aceite de oliva o una pequeña cantidad de mantequilla orgánica si lo prefiere)
- Croquetas de papa o de batata (½ taza para mujeres, 1 taza para hombres) con cebolla en taquitos y cocinadas a fuego bajo con aceite de oliva
- ¼ de taza de frambuesas
- 1 taza de té verde o café, endulzado con estevia, con leche de coco

APERITIVO DE MEDIA MAÑANA (9:00 A.M.):

- 1 pera, pelada y sin el corazón

ALMUERZO (12:00 A.M.):

- Lenguado a la plancha con cilantro y perejil (3-4 onzas o 85-110 gramos para mujeres, 3-6 onzas o 85-170 gramos para hombres)
- Batatas rostizadas "fritas" con una llovizna de jugo de lima fresca (cuanto desee)
- ½ taza de frijoles rojos
- Ensalada grande con lechuga romana y otra hoja verde, rodajas de pepino, tomate troceado, y aceite de oliva virgen extra y vinagre balsámico como aderezo, (sin croutóns)
- 1 taza de té verde, agua, agua con gas, o té helado sin endulzar con limón o lima

APERITIVO DE MEDIA TARDE (3:00 P.M.):

- Un puñado de nueces de macadamia (aproximadamente 5-10)

CENA (6:00 P.M.):

- Rodajas de pavo rostizado (3-4 onzas o 85-110 gramos para mujeres, 3-6 onzas o 85-170 gramos para hombres)
- Espárragos al vapor con limón-pimienta (cuanto desee)
- Guisantes al vapor con cebollas (cuanto desee)
- Ensalada grande con muchas verduras coloridas y aceite de oliva virgen extra y vinagre balsámico como aderezo (sin croutóns)
- 1 taza de té verde, agua, agua con gas, o té helado sin endulzar con limón o lima

APERITIVO DE NOCHE (9:00 P.M.):

- Ensalada de frambuesa con aderezo de aceite de oliva virgen extra (sin croutóns)

NOTAS:

DÍA 4

DESAYUNO (6:00 A.M.):

- 1 taza de granola sin gluten y con canela (hecha con avena sin gluten)
- Batido (8 onzas o 225 gramos) hecho con coco, almendras, o leche desnatada, 1 banana, 1-2 cucharaditas de semillas de linaza molidas, 1 cucharada de proteína vegetal en polvo, (se puede añadir hielo o endulzar con estevia al gusto)
- 1 taza de té verde o café, endulzado con estevia, con leche de coco

APERITIVO DE MEDIA MAÑANA (9:00 A.M.):

- ½ taza de uvas sin semillas o cerezas sin huesos

ALMUERZO (12:00 A.M.):

- Salmón a la plancha con eneldo fresco picado (3-6 onzas o 85-170 gramos para mujeres, 3-8 onzas o 85-225 gramos para hombres)
- 1 taza de fideos de arroz sin gluten con zanahorias rayadas, ajo, perejil fresco picado, cayena, aceite de oliva virgen extra, y pimienta negra
- Sopa de verduras con base de caldo sin papas ni pasta (½ taza para mujeres, 1 taza para hombres)
- Ensalada grande con lechuga romana, corazones de champiñón, uvas sin semillas, y aceite de oliva virgen extra y vinagre balsámico como aderezo, (sin croutóns)
- 1 taza de té verde, agua, agua con gas, o té helado sin endulzar con limón o lima

APERITIVO DE MEDIA TARDE (3:00 P.M.):

- Un puñado de cacahuates sin sal (aproximadamente 5-10)

CENA (6:00 P.M.):

- Croquetas de cangrejo (caseras) hechas con 1 cucharadita de mayonesa light, limón-pimienta, cayena, cebollino fresco picado, y una pequeña cantidad de sal (3-6 onzas o 85-170 gramos para mujeres, 3-8 onzas o 85-225 gramos para hombres)
- Puré de batata con 1 porción de mantequilla orgánica (tamaño de 1 pelota de tenis para mujeres, tamaño de 1-2 pelotas de tenis para hombres)
- Espárragos al vapor (cuanto se desee)
- Ensalada grande con muchas verduras coloridas y aceite de oliva virgen extra y vinagre balsámico como aderezo (sin croutóns)
- 1 taza de té verde, agua, agua con gas, o té helado sin endulzar con limón o lima

APERITIVO DE NOCHE (9:00 P.M.):

- Tallos de apio y ¼ de taza de mantequilla de cacahuate sin gluten

NOTAS:

DÍA 5

DESAYUNO (6:00 A.M.):

- 1 bagel sin gluten, tostado, untado con 1 porción de mantequilla orgánica y rociado con 1 cucharadita de semillas de girasol sin tostar y sin sal
- 1 banana
- 1 taza de yogurt griego natural sin gluten
- 1 taza de té verde o café, endulzado con estevia, con leche de coco

APERITIVO DE MEDIA MAÑANA (9:00 A.M.):

- ½ taza de dados de melón o melón verde rociado con menta fresca picada

ALMUERZO (12:00 A.M.):

- Filetes de pavo a la plancha untados con puré de aguacate (3-4 onzas o 85-110 gramos para mujeres, 3-6 onzas o 85-170 gramos para hombres)
- "Arroz" de coliflor al vapor con pimienta negra y una pequeña cantidad de sal (cuanto desee)
- Ensalada grande con maíz, cebollas verdes, pimientos, y aceite de oliva virgen extra y vinagre balsámico como aderezo, (sin croutóns)
- 1 taza de té verde, agua, agua con gas, o té helado sin endulzar con limón o lima

APERITIVO DE MEDIA TARDE (3:00 P.M.):

- Una cucharadita de semillas de girasol tostadas y sin sal

CENA (6:00 P.M.):

- Gambón hervido (8 para mujeres, 12 para hombres)
- Espaguetis de calabacín con tomates partidos, col rizada blanda, cebolleta, y 1 cucharadita de queso feta (cuanto desee)
- Ensalada grande con muchas verduras coloridas y aceite de oliva virgen extra y vinagre balsámico como aderezo (sin croutóns)
- 1 taza de té verde, agua, agua con gas, o té helado sin endulzar con limón o lima

APERITIVO DE NOCHE (9:00 P.M.):

- 1 de taza de vainas de guisante hervidas

NOTAS:

DÍA 6

DESAYUNO (6:00 A.M.):

- 1-2 rebanadas de pan sin gluten, tostadas y con rodajas de aguacate
- Toronja asada y rociada con ½ cucharadita de semillas de chía
- Un puñado de almendras (aproximadamente 5-10)
- 1 taza de té verde o café, endulzado con estevia, con leche de coco

APERITIVO DE MEDIA MAÑANA (9:00 A.M.):

- 1 kiwi, pelado y a rodajas

ALMUERZO (12:00 A.M.):

- Hamburguesa vegetal (sin pan) espolvoreada con estragón y cayena (3-4 onzas o 85-110 gramos para mujeres, 3-6 onzas o 85-170 gramos para hombres)
- Espárragos al vapor (cuanto desee)
- Ensalada grande con tomate troceado, cebolla, zanahorias, y aceite de oliva virgen extra y vinagre balsámico como aderezo, (sin croutóns)
- 1 taza de té verde, agua, agua con gas, o té helado sin endulzar con limón o lima

APERITIVO DE MEDIA TARDE (3:00 P.M.):

- Un puñado de almendras (aproximadamente 5-10)

CENA (6:00 P.M.):

- Pechuga de pollo a la plancha sin piel y sin huesos (3-4 onzas o 85-110 gramos para mujeres, 3-6 onzas o 85-170 gramos para hombres) con un poco de ajo picado, pimienta negra, y 1 cucharadita de vinagre balsámico
- Calabacín de verano o de invierno asado con tomillo fresco, cáscara de limón, y 1 cucharadita de aceite de oliva virgen extra (cuanto desee)
- Judías verdes al vapor (cuanto desee)
- Ensalada grande con muchas verduras coloridas y aceite de oliva virgen extra y vinagre balsámico como aderezo (sin croutóns)
- 1 taza de té verde, agua, agua con gas, o té helado sin endulzar con limón o lima

APERITIVO DE NOCHE (9:00 P.M.):

- Palitos de zanahoria con ¼ de taza de mantequilla de almendras

NOTAS:

DÍA 7

Desayuno (6:00 a.m.):

- ¾ de taza de cereal de canela sin gluten y alto en fibra con 8 onzas o 225 gramos de leche de coco, de almendra o desnatada
- 1 taza de dados de melón o melón verde rociados con menta fresca cortada
- Un puñado de anacardos (aproximadamente 5-10)
- 1 taza de té verde o café, endulzado con estevia, con leche de coco

Aperitivo de media mañana (9:00 a.m.):

- 1 albaricoque u 8 cerezas sin hueso

Almuerzo (12:00 a.m.):

- Pechuga de pollo a la plancha (3-4 onzas o 85-110 gramos para mujeres, 3-6 onzas o 85-170 gramos para hombres)
- Col partida con zanahorias rayadas y 1 cucharadita de mayonesa light (cuanto desee)
- Ensalada verde con melón troceado, tomates del país, chalota, pepino, y orégano fresco picado con aceite de oliva virgen extra y vinagre balsámico como aderezo, (sin croutóns)
- 1 taza de té verde, agua, agua con gas, o té helado sin endulzar con limón o lima

Aperitivo de media tarde (3:00 p.m.):

- Un puñado de anacardos (aproximadamente 5-10)

CENA (6:00 P.M.):

- Pescado blanco a la plancha rociado con hierbas frescas (3-6 onzas o 85-170 gramos para mujeres, 3-8 onzas o 85-225 gramos para hombres)
- Calabacín o calabaza asada (cuanto desee) con tomillo fresco y pimienta negra
- Coliflor al vapor con 1 porción de mantequilla orgánica (cuanto desee)
- Ensalada grande con muchas verduras coloridas y aceite de oliva virgen extra y vinagre balsámico como aderezo (sin croutóns)
- 1 taza de té verde, agua, agua con gas, o té helado sin endulzar con limón o lima

APERITIVO DE NOCHE (9:00 P.M.):

- 1 burrito de lechuga con tomates, pepinos, calabacín y coliflor

NOTAS:

DÍA 8

Desayuno (6:00 a.m.):

- Batido (8 onzas o 225 gramos) hecho con coco, almendras, o leche desnatada, 1 taza y media de melón en cubos y sin semillas, 1-2 cucharaditas de semillas de linaza molidas, 1 cucharada de proteína vegetal en polvo, ½ banana (se puede añadir hielo o endulzar con estevia al gusto)
- 3 onzas o 85 gramos de salchicha de pavo (apretar entre dos servilletas para quitar grasa)
- Un puñado de nueces (aproximadamente 5-10)
- 1 taza de té verde o café, endulzado con estevia, con leche de coco

Aperitivo de media mañana (9:00 a.m.):

- 1 banana

Almuerzo (12:00 a.m.):

- Filetes de pollo (3-4 onzas o 85-110 gramos para mujeres, 3-6 onzas o 85-170 gramos para hombres) sobre una cama de col troceada con zanahorias rayadas (cuanto desee)
- 1 taza de sopa de guisantes o lentejas con base de caldo
- Ensalada grande con corazones de alcachofa, pimientos rojos, una pequeña cantidad de queso parmesano, y aceite de oliva virgen extra y vinagre balsámico como aderezo, (sin croutóns)
- 1 taza de té verde, agua, agua con gas, o té helado sin endulzar con limón o lima

Aperitivo de media tarde (3:00 p.m.):

- Un puñado de nueces (aproximadamente 5-10)

CENA (6:00 P.M.):

- Res extra magra (pequeño filete) sazonado con pimienta negra (3-4 onzas o 85-110 gramos para mujeres, 3-6 onzas o 85-170 gramos para hombres)
- Ocra horneada con una pequeña cantidad de sal (cuanto desee)
- Judías verdes redondas al vapor (cuanto desee)
- Ensalada grande con muchas verduras coloridas y aceite de oliva virgen extra y vinagre balsámico como aderezo (sin croutóns)
- 1 taza de té verde, agua, agua con gas, o té helado sin endulzar con limón o lima

APERITIVO DE NOCHE (9:00 P.M.):

- Sopa de verduras con base de caldo sin papas ni pasta (½ taza para mujeres, 1 taza para hombres)

NOTAS:

DÍA 9

DESAYUNO (6:00 A.M.):

- Tortilla (1 yema, 3 claras) hecha con rodajas de champiñones y cebollas troceadas cocinada con una pequeña cantidad de mantequilla orgánica o aceite de oliva virgen extra
- 1 rebanada de pan sin gluten, tostado
- ½ taza de fresas rebanadas
- 1 taza de té verde o café, endulzado con estevia, con leche de coco

APERITIVO DE MEDIA MAÑANA (9:00 A.M.):

- ¼ de taza de arándanos

ALMUERZO (12:00 A.M.):

- Solomillo de pavo a la plancha con pimienta negra y limón-pimienta (3-4 onzas o 85-110 gramos para mujeres, 3-6 onzas o 85-170 gramos para hombres)
- Ensalada de gazpacho (mezcla de pepinos, tomates, cebollas, ajo y hierbas troceados con jugo de limón, aceite de oliva, vinagre rojo de vino, y pimienta negra) sobre una cantidad grande de hojas de espinaca baby (sin croutóns)
- 1 taza de té verde o café, endulzado con estevia, con leche de coco

APERITIVO DE MEDIA TARDE (3:00 A.M.):

- Un puñado de nueces de macadamia (aproximadamente 5-10)

Cena (6:00 p.m.):

- Tilapia horneada con marinado de cítricos y eneldo fresco troceado (3-6 onzas o 85-170 gramos para mujeres, 3-8 onzas o 85-225 gramos para hombres)
- Acelgas al vapor (cuanto desee)
- Ensalada grande con muchas verduras coloridas y aceite de oliva virgen extra y vinagre balsámico como aderezo (sin croutóns)
- 1 taza de té verde, agua, agua con gas, o té helado sin endulzar con limón o lima

Aperitivo de noche (9:00 p.m.):

- Palitos de zanahoria con ¼ de taza de edamame de guacamole (puré de edamame con 1 rodaja de aguacate, 1 cucharadita de jugo de limón, y 1 pizca de salsa picante)

Notas:

DÍA 10

DESAYUNO (6:00 A.M.):

- Dos tortitas sin gluten con ½ taza de moras salteadas en 1 porción de mantequilla orgánica
- 3 onzas o 85 gramos de beicon de pavo (apretar entre dos servilletas para quitar grasa)
- 1 taza de té verde o café, endulzado con estevia, con leche de coco

APERITIVO DE MEDIA MAÑANA (9:00 A.M.):

- 1 nectarina o durazno

ALMUERZO (12:00 A.M.):

- Brochetas de gamba a la plancha untadas con especias (8 grandes para mujeres, 12 para hombres)
- Quinoa sin gluten (1 taza) con pepino troceado, guisantes, y dados de mango sobre una cama grande de verduras mini con aceite de oliva virgen extra y vinagre balsámico como aderezo (sin croutóns)
- 1 taza de té verde, agua, agua con gas, o té helado sin endulzar con limón o lima

APERITIVO DE MEDIA TARDE (3:00 P.M.):

- Un puñado de pacanas (aproximadamente 5-10)

CENA (6:00 P.M.):

- Filete de bagre asado (3-4 onzas o 85-110 gramos para mujeres, 3-6 onzas o 85-170 gramos para hombres) con ajo molido, pacanas finamente picadas, y pimienta negra partida
- Berenjena rostizada con orégano fresco picado y pimienta negra (cuanto desee)
- Ensalada grande con muchas verduras coloridas y aceite de oliva virgen extra y vinagre balsámico como aderezo (sin croutóns)
- 1 taza de té verde, agua, agua con gas, o té helado sin endulzar con limón o lima

APERITIVO DE NOCHE (9:00 P.M.):

- 1 taza de chips de col rizada

NOTAS:

_____

_____

_____

_____

_____

_____

_____

_____

_____

_____

_____

_____

DÍA 11

DESAYUNO (6:00 A.M.):

- Croquetas de papa o de batata (½ taza para mujeres, 1 taza para hombres) con cebolla en taquitos y cocinadas a fuego bajo con aceite de oliva
- 1 aguacate, pelado, en rodajas, y rociado con 1 cucharadita de jugo de lima
- ½ taza de arándanos
- Un puñado de almendras (aproximadamente 5-10)
- 1 taza de té verde o café, endulzado con estevia, con leche de coco

APERITIVO DE MEDIA MAÑANA (9:00 A.M.):

- 1 ciruela o mandarina

ALMUERZO (12:00 A.M.):

- Tacos de frijoles negros y cangrejo de río (3-6 onzas o 85-170 gramos para mujeres, 3-8 onzas o 85-225 gramos para hombres) con tomates en dados sobre tortillas sin gluten
- 1 taza de sopa con base de caldo de su elección (minestrone, guisantes, vegetal o de frijoles)
- Ensalada grande con rábanos, zanahorias, chalotas, y aceite de oliva virgen extra y vinagre balsámico como aderezo, (sin croutóns)
- 1 taza de té verde, agua, agua con gas, o té helado sin endulzar con limón o lima

APERITIVO DE MEDIA TARDE (3:00 P.M.):

- Un puñado de almendras (aproximadamente 5-10)

CENA (6:00 P.M.):

- Pechuga de pollo a la plancha sin piel y sin huesos (3-4 onzas o 85-110 gramos para mujeres, 3-6 onzas o 85-170 gramos para hombres) con albahaca fresca troceada y jugo de limón
- Brócoli al vapor (cuanto desee) con pimienta negra y una pequeña cantidad de sal
- Ensalada grande con muchas verduras coloridas y aceite de oliva virgen extra y vinagre balsámico como aderezo (sin croutóns)
- 1 taza de té verde, agua, agua con gas, o té helado sin endulzar con limón o lima

APERITIVO DE NOCHE (9:00 P.M.):

- Palitos de apio y ¼ de taza de mantequilla de almendras sin gluten

NOTAS:

DÍA 12

DESAYUNO (6:00 A.M.):

- 2 rebanadas de tostada francesa sin gluten: para la masa, mezclar ¼ de cucharadita de canela, ¼ de cucharadita de extracto de vainilla, 2-3 claras de huevo y 1 yema, y mojar ambos lados del pan en la mezcla; poner encima ¼ de taza de bayas (moras, fresas, frambuesas o arándanos)
- Batido (8 onzas o 225 gramos) hecho con coco, almendras, o leche desnatada, ½ taza de banana congelada o 1 cucharadita de mantequilla de almendras, ¼ de taza de semillas de linaza molidas, 1 cucharada de proteína vegetal en polvo, (se puede añadir hielo o endulzar con estevia al gusto)
- 1 taza de té verde o café, endulzado con estevia, con leche de coco

APERITIVO DE MEDIA MAÑANA (9:00 A.M.):

- ¼ de taza de fresas

ALMUERZO (12:00 A.M.):

- Salmón salvaje a la plancha (3-6 onzas o 85-170 gramos para mujeres, 3-8 onzas o 85-225 gramos para hombres) con jugo de lima y cilantro picado
- Batata asada (tamaño de 1 pelota de tenis para mujeres, tamaño de 1-2 pelotas de tenis para hombres) con 1 porción de mantequilla orgánica
- Ensalada grande con pepinos, tomates, hinojo, habas, y aceite de oliva virgen extra y vinagre balsámico como aderezo, (sin croutóns)
- 1 taza de té verde, agua, agua con gas, o té helado sin endulzar con limón o lima

Aperitivo de media tarde (3:00 p.m.):

- ½ taza de humus con 1-2 rebanadas de pan de pita sin gluten

Cena (6:00 p.m.):

- Pollo a la plancha (3-4 onzas o 85-110 gramos para mujeres, 3-6 onzas o 85-170 gramos para hombres) con orégano
- 1 taza de ensalada de col: partir media cabeza de col y mezclar con 1-2 cucharaditas de mayonesa light, ½ taza de vinagre de manzana, 1 cucharadita de semillas de apio, y 1 zanahoria gratinada
- Sopa vegetal con base de caldo sin patatas ni pasta (½ taza para mujeres, 1 taza para hombres)
- Ensalada grande con muchas verduras coloridas y aceite de oliva virgen extra y vinagre balsámico como aderezo (sin croutóns)
- Brócoli al vapor (cuanto desee)
- 1 taza de té verde, agua, agua con gas, o té helado sin endulzar con limón o lima

Aperitivo de noche (9:00 p.m.):

- Un puñado de anacardos (aproximadamente 5-10)

Notas:

_____

_____

_____

_____

_____

_____

_____

_____

DÍA 13

DESAYUNO (6:00 A.M.):

- Berenjena asada y rociada con ½ cucharadita de semillas de chía
- 1-2 rebanadas de pan sin gluten, tostado y con aguacate rebanado encima
- Batido (8 onzas o 225 gramos) hecho con coco, almendras, o leche desnatada, 1 taza de fresas, 1 banana congelada, 1-2 cucharaditas de semillas de linaza molidas, 1 cucharada de proteína vegetal en polvo, (se puede añadir hielo o endulzar con estevia al gusto)
- 1 taza de té verde o café, endulzado con estevia, con leche de coco

APERITIVO DE MEDIA MAÑANA (9:00 A.M.):

- ½ de taza de piña en dados o 1 higo

ALMUERZO (12:00 A.M.):

- Pechuga de pollo a la plancha (3-4 onzas o 85-110 gramos para mujeres, 3-6 onzas o 85-170 gramos para hombres) cubierta de rodajas de piña
- 1 taza de sopa minestrone o vegetal con base de caldo sin papas ni pasta
- Judías verdes al vapor con pimienta negra (cuanto desee)
- Ensalada grande con champiñones, cebollas verdes, pimientos rojos, y aceite de oliva virgen extra y vinagre balsámico como aderezo, (sin croutóns)
- 1 taza de té verde, agua, agua con gas, o té helado sin endulzar con limón o lima

APERITIVO DE MEDIA TARDE (3:00 P.M.):

- Un puñado de pistachos (aproximadamente 5-10)

CENA (6:00 P.M.):

- Filete a la plancha (3-6 onzas o 85-170 gramos para mujeres, 3-8 onzas o 85-225 gramos para hombres) con brocheta de champiñones (6 champiñones) untados con 1 cucharadita de aceite de oliva y con hierbas de Provenza
- Espinacas al vapor con pimiento verde triturado y una pequeña cantidad de queso parmesano gratinado (cuanto desee)
- Ensalada grande con muchas verduras coloridas y aceite de oliva virgen extra y vinagre balsámico como aderezo (sin croutóns)
- 1 taza de té verde, agua, agua con gas, o té helado sin endulzar con limón o lima

APERITIVO DE NOCHE (9:00 P.M.):

- Sopa vegetal con base de caldo sin patatas ni pasta (½ taza para mujeres, 1 taza para hombres)

NOTAS:

_____

_____

_____

_____

_____

_____

_____

DÍA 14

DESAYUNO (6:00 A.M.):

- 1 bagel sin gluten, tostado, untado con 1 porción de mantequilla orgánica y rociado con 1 cucharadita de semillas de girasol sin tostar y sin sal
- 1 banana
- 1 taza de yogurt griego natural sin gluten
- 1 taza de té verde o café, endulzado con estevia, con leche de coco

APERITIVO DE MEDIA MAÑANA (9:00 A.M.):

- 1 manzana Granny Smith

ALMUERZO (12:00 A.M.):

- Hamburguesa vegetal (sin pan) espolvoreada con rúcula, rodajas de tomate, y rociada con cebollino (3-4 onzas o 85-110 gramos para mujeres, 3-6 onzas o 85-170 gramos para hombres)
- Batata asada (tamaño de 1 pelota de tenis para mujeres, tamaño de 1-2 pelotas de tenis para hombres) con 1 porción de mantequilla orgánica
- Ensalada grande con espinacas, rábano, cacahuates y aceite de oliva virgen extra y vinagre balsámico como aderezo (sin croutóns)
- 1 taza de té verde, agua, agua con gas, o té helado sin endulzar con limón o lima

APERITIVO DE MEDIA TARDE (3:00 P.M.):

- Un puñado de cacahuates tostados y sin sal (aproximadamente 5-10)

CENA (6:00 P.M.):

- Pechuga de pollo a la plancha sin piel y sin huesos (3-4 onzas o 85-110 gramos para mujeres, 3-6 onzas o 85-170 gramos para hombres) untada con vinagre balsámico
- Remolachas o coles de Bruselas asadas (cuanto desee) con ajo molido y pimienta negra
- Coliflor al vapor (cuanto desee)
- Ensalada grande con muchas verduras coloridas y aceite de oliva virgen extra y vinagre balsámico como aderezo (sin croutóns)
- 1 taza de té verde, agua, agua con gas, o té helado sin endulzar con limón o lima

APERITIVO DE NOCHE (9:00 P.M.):

- Palitos de apio con ¼ de taza de mantequilla de cacahuate sin gluten

NOTAS:

DÍA 15

DESAYUNO (6:00 A.M.):

- ½ taza de granola natural sin gluten (sin azúcar y hecha con avena sin gluten)
- 2 brochetas de mezcla de frutas (6-7 pulgadas o 15-18 centímetros). Poner cantidades iguales de dados de melón, fresas y uvas
- Batido (8 onzas o 225 gramos) hecho con coco, almendras, o leche desnatada, ½ taza de arándanos congelados, 1-2 cucharaditas de semillas de linaza molidas, 1 cucharada de proteína vegetal en polvo, (se puede añadir hielo o endulzar con estevia al gusto)
- 1 taza de té verde o café, endulzado con estevia, con leche de coco

APERITIVO DE MEDIA MAÑANA (9:00 A.M.):

- ¼ de taza de moras

ALMUERZO (12:00 A.M.):

- Res extra magra (pequeño filete) sazonado con sal o pimienta, si se desea (3-4 onzas o 85-110 gramos para mujeres, 3-6 onzas o 85-170 gramos para hombres)
- Sopa de verduras con base de caldo sin papas ni pasta (½ taza para mujeres, 1 taza para hombres)
- 1 taza de frijoles norteños o blancos sazonados con tomillo y chalotas
- Ensalada grande con ensalada de brócoli y aceite de oliva virgen extra y vinagre balsámico como aderezo (sin croutóns)
- 1 taza de té verde, agua, agua con gas, o té helado sin endulzar con limón o lima

APERITIVO DE MEDIA TARDE (3:00 P.M.):

- Un puñado de nueces (aproximadamente 5-10)

CENA (6:00 P.M.):

- Hamburguesa de pavo molido (sin pan) espolvoreada con comino y una pequeña cantidad de feta desmenuzado (3-4 onzas o 85-110 gramos para mujeres, 3-6 onzas o 85-170 gramos para hombres)
- Manzana entera asada (sin pelar) rociada con canela en polvo
- Hojas de nabo al vapor o bok choy (cuanto desee)
- Ensalada grande con muchas verduras coloridas y aceite de oliva virgen extra y vinagre balsámico como aderezo (sin croutóns)
- 1 taza de té verde, agua, agua con gas, o té helado sin endulzar con limón o lima

APERITIVO DE NOCHE (9:00 P.M.):

- Palitos de apio con ¼ de taza de salsa de piña

NOTAS:

DÍA 16

DESAYUNO (6:00 A.M.):

- ¾ de taza de cereales de canela altos en fibra con 8 onzas o 225 gramos de coco, almendras, o leche desnatada y ¼ de taza de arándanos
- 1 banana
- Un puñado de nueces de macadamia (aproximadamente 5-10)
- 1 taza de té verde o café, endulzado con estevia, con leche de coco

APERITIVO DE MEDIA MAÑANA (9:00 A.M.):

- 1 pera (pelada y sin el corazón) o ½ granada

ALMUERZO (12:00 A.M.):

- Pechuga de pollo asada sin piel y sin huesos untada de romero (3-4 onzas o 85-110 gramos para mujeres, 3-6 onzas o 85-170 gramos para hombres)
- ¼ de taza de salsa de frijoles norteños o blancos (sobras del puré del almuerzo del día anterior, con jugo de limón y pimienta negra) con triángulos de pita tostada sin gluten
- Ensalada grande con rodajas de pepino, nabos, chalotas, guisantes, y aceite de oliva virgen extra y vinagre balsámico como aderezo (sin croutóns)
- 1 taza de té verde, agua, agua con gas, o té helado sin endulzar con limón o lima

APERITIVO DE MEDIA TARDE (3:00 P.M.):

- Un puñado de nueces de macadamia (aproximadamente 5-10)

Cena (6:00 p.m.):

- Bagre pasado por la sartén (3-6 onzas o 85-170 gramos para mujeres, 3-8 onzas o 85-225 gramos para hombres)
- Judías verdes al vapor con tomates troceados, ajo, y cebollas (cuanto desee)
- Ensalada grande con muchas verduras coloridas y aceite de oliva virgen extra y vinagre balsámico como aderezo (sin croutóns)
- 1 taza de té verde, agua, agua con gas, o té helado sin endulzar con limón o lima

Aperitivo de noche (9:00 p.m.):

- 1 taza de chips de col rizada

Notas:

_____

_____

_____

_____

_____

_____

_____

_____

_____

_____

_____

_____

_____

_____

_____

DÍA 17

DESAYUNO (6:00 A.M.):

- Tortilla (1 yema, 3 claras) hecha con rodajas de champiñones y cebollas troceadas cocinada con una pequeña cantidad de mantequilla orgánica o aceite de oliva virgen extra
- 1 rebanada de pan sin gluten, tostado
- ½ taza de arándanos
- 1 taza de té verde o café, endulzado con estevia, con leche de coco

APERITIVO DE MEDIA MAÑANA (9:00 A.M.):

- 1 clementina o mandarina

ALMUERZO (12:00 A.M.):

- Gambas hervidas (8 grandes para mujeres, 12 para hombres)
- 2 puerros y champiñones rellenos de col rizada blanda
- Ensalada grande con jícama, tomates, zanahorias, y aceite de oliva virgen extra y vinagre balsámico como aderezo (sin croutóns)
- 1 taza de té verde, agua, agua con gas, o té helado sin endulzar con limón o lima

APERITIVO DE MEDIA TARDE (3:00 P.M.):

- Un puñado de pacanas (aproximadamente 5-10)

CENA (6:00 P.M.):

- Salmón asado con eneldo fresco picado (3-6 onzas o 85-170 gramos para mujeres, 3-8 onzas o 85-225 gramos para hombres)
- En asadera, bellotas, calabacín, o calabaza con orégano o tomillo fresco y picado (cuanto desee)
- Espárragos al vapor (cuanto desee)
- Ensalada grande con muchas verduras coloridas y aceite de oliva virgen extra y vinagre balsámico como aderezo (sin croutóns)
- 1 taza de té verde, agua, agua con gas, o té helado sin endulzar con limón o lima

APERITIVO DE NOCHE (9:00 P.M.):

- 1 burrito de lechuga con espárragos y pollo

NOTAS:

DÍA 18

DESAYUNO (6:00 A.M.):

- ½ taza de granola natural sin gluten con 1 cucharadita de semillas de calabaza rostizadas
- Toronja asada y rociada con ½ cucharadita de semillas de chía
- Batido (8 onzas o 225 gramos) hecho con coco, almendras, o leche desnatada, 1 taza de papayas o mangos congelados, 1-2 cucharaditas de semillas de linaza molidas (se puede añadir hielo o endulzar con estevia al gusto)
- 1 taza de té verde o café, endulzado con estevia, con leche de coco

APERITIVO DE MEDIA MAÑANA (9:00 A.M.):

- ¼ de taza de fresas

ALMUERZO (12:00 A.M.):

- Lonchas de pavo (3-4 onzas o 85-110 gramos para mujeres, 3-6 onzas o 85-170 gramos para hombres), 1 manzana pelada en rodajas finas y espinacas sobre pan de pita sin gluten
- Zanahorias al vapor con llovizna del jugo de media naranja exprimida (cuanto desee)
- Ensalada grande con ensalada de brócoli, y aceite de oliva virgen extra y vinagre balsámico como aderezo (sin croutóns)
- 1 taza de té verde, agua, agua con gas, o té helado sin endulzar con limón o lima

APERITIVO DE MEDIA TARDE (3:00 P.M.):

- 1 cucharadita de semillas de calabaza

CENA (6:00 P.M.):

- Pescado blanco rostizado en sartén (3-6 onzas o 85-170 gramos para mujeres, 3-8 onzas o 85-225 gramos para hombres) con jugo cítrico y perejil
- Berenjena asada con orégano fresco picado
- Espárragos al vapor (cuanto desee)
- Ensalada grande con muchas verduras coloridas y aceite de oliva virgen extra y vinagre balsámico como aderezo (sin croutóns)
- 1 taza de té verde, agua, agua con gas, o té helado sin endulzar con limón o lima

APERITIVO DE NOCHE (9:00 P.M.):

- 6 champiñones enteros crudos y 4 palitos de zanahoria

NOTAS:

DÍA 19

DESAYUNO (6:00 A.M.):

- Avena sin gluten cocinada con canela en polvo y ¼ de taza de arándanos
- 2-3 onzas o 55-85 gramos de beicon de pavo o salchicha de pavo (apretar entre dos servilletas para quitar grasa)
- Un puñado de pacanas (aproximadamente 5-10)
- 1 taza de té verde o café, endulzado con estevia, con leche de coco

APERITIVO DE MEDIA MAÑANA (9:00 A.M.):

- 1 mandarina o naranja navel

ALMUERZO (12:00 A.M.):

- Sándwich de atún: atún tongol (3-6 onzas o 85-170 gramos para mujeres, 3-8 onzas o 85-225 gramos para hombres) con 1 cucharadita de mayonesa light, rodajas de tomate, y lechuga romana sobre 1-2 rebanadas de pan de arroz integral o pan sin gluten
- 1 taza de frijoles lima
- Ensalada grande con champiñones, pimientos, zanahorias, tomates, y aceite de oliva virgen extra y vinagre balsámico como aderezo (sin croutóns)
- 1 taza de té verde, agua, agua con gas, o té helado sin endulzar con limón o lima

APERITIVO DE MEDIA TARDE (3:00 P.M.):

- 1 cucharadita de semillas de girasol o calabaza tostadas

CENA (6:00 P.M.):

- Pechuga de pavo rostizada (3-4 onzas o 85-110 gramos para mujeres, 3-6 onzas o 85-170 gramos para hombres)
- Judías verdes al vapor (cuanto desee) sazonadas con limón-pimienta, ajo, o una pequeña cantidad de sal
- Ensalada grande con muchas verduras coloridas y aceite de oliva virgen extra y vinagre balsámico como aderezo (sin croutóns)
- 1 taza de té verde, agua, agua con gas, o té helado sin endulzar con limón o lima

APERITIVO DE NOCHE (9:00 P.M.):

- Sopa de verduras con base de caldo sin papas ni pasta (½ taza para mujeres, 1 taza para hombres)

NOTAS:

DÍA 20

DESAYUNO (6:00 A.M.):

- Dos tortitas sin gluten con ½ taza de papayas o mangos troceados
- Un puñado de pistachos (aproximadamente 5-10)
- 1 taza de té verde o café, endulzado con estevia, con leche de coco

APERITIVO DE MEDIA MAÑANA (9:00 A.M.):

- 1 kiwi, pelado y rebanado

ALMUERZO (12:00 A.M.):

- Ensalada de pavo mezclado con pimienta negra y 1 cucharadita de mayonesa light o pan tostado sin gluten (3-4 onzas o 85-110 gramos para mujeres, 3-6 onzas o 85-170 gramos para hombres)
- Ocra rostizada (cuanto desee)
- Ensalada grande con pepinos, maíz, pimiento rojo, cebollas, y aceite de oliva virgen extra y vinagre balsámico como aderezo (sin croutóns)
- 1 taza de té verde, agua, agua con gas, o té helado sin endulzar con limón o lima

APERITIVO DE MEDIA TARDE (3:00 P.M.):

- Un puñado de pistachos (aproximadamente 5-10)

CENA (6:00 P.M.):

- Trucha de agua dulce asada (3-6 onzas o 85-170 gramos para mujeres, 3-8 onzas o 85-225 gramos para hombres) con ¼ de taza de tomatillo o salsa de tomate
- Nabo al vapor con una pequeña cantidad de sal y 1 porción de mantequilla orgánica (cuanto desee)
- Ensalada grande con muchas verduras coloridas y aceite de oliva virgen extra y vinagre balsámico como aderezo (sin croutóns)
- 1 taza de té verde, agua, agua con gas, o té helado sin endulzar con limón o lima

APERITIVO DE NOCHE (9:00 P.M.):

- 1 taza de habas al vapor

NOTAS:

DÍA 21

DESAYUNO (6:00 A.M.):

- 1 bagel sin gluten, tostado, untado con 1 porción de mantequilla orgánica y 1 cucharadita de almendras fileteadas
- Toronja asada y rociada con ½ cucharadita de semillas de chía
- 1 taza de yogurt griego natural sin gluten
- 1 taza de té verde o café, endulzado con estevia, con leche de coco

APERITIVO DE MEDIA MAÑANA (9:00 A.M.):

- ½ taza de uvas sin semillas

ALMUERZO (12:00 A.M.):

- Coliflor rostizada troceada finamente y pavo molido cocinado (3-4 onzas o 85-110 gramos para mujeres, 3-6 onzas o 85-170 gramos para hombres) envueltos en tortillas sin gluten
- 1 taza de frijoles negros con apio troceado y dados de cebolla
- Ensalada grande con tomates, jícama, champiñones, y aceite de oliva virgen extra y vinagre balsámico como aderezo (sin croutóns)
- 1 taza de té verde, agua, agua con gas, o té helado sin endulzar con limón o lima

APERITIVO DE MEDIA TARDE (3:00 P.M.):

- Un puñado de almendras (aproximadamente 5-10)

CENA (6:00 P.M.):

- Res extra magra (pequeño filete) sazonado con pimienta negra (3-4 onzas o 85-110 gramos para mujeres, 3-6 onzas o 85-170 gramos para hombres)
- Champiñones a la plancha sobre brochetas de romero con 1 cucharadita de llovizna de aceite de oliva (cuanto desee)
- Ensalada grande con muchas verduras coloridas y aceite de oliva virgen extra y vinagre balsámico como aderezo (sin croutóns)
- 1 taza de té verde, agua, agua con gas, o té helado sin endulzar con limón o lima

APERITIVO DE NOCHE (9:00 P.M.):

- 1 burrito de lechuga con coliflor rostizada y cebollas

NOTAS:

LISTA DE LA COMPRA – PRODUCTOS BÁSICOS

GRANOS

- ☐ Arroz integral – paquete de 10 onzas o 280 gramos
- ☐ Pan sin gluten – barra de 12 onzas o 340 gramos*
- ☐ Bagels sin gluten – paquete de 14 onzas o 400 gramos*
- ☐ Pan de pita sin gluten – paquete de 19 onzas o 540 gramos*
- ☐ Tortillas sin gluten – paquete de 14 onzas o 400 gramos*
- ☐ Barritas de cereales sin gluten – paquete de 12 onzas o 340 gramos
- ☐ Quinoa sin gluten – paquete de 15 onzas o 425 gramos
- ☐ Fideos de arroz sin gluten – paquete de 8 onzas o 225 gramos
- ☐ Semillas de chía – 1 libra o 450 gramos
- ☐ Semillas de linaza – 1 libra o 450 gramos

ACEITES Y VINAGRES

- ☐ Aceite de oliva virgen extra – botella de 16 onzas o 450 gramos
- ☐ Vinagre balsámico – botella de 16 onzas o 450 gramos
- ☐ Vinagre de manzana – botella de 16 onzas o 450 gramos

FRUTAS

- ☐ Manzanas (Granny Smith) – bolsa de 3 libras o 1,3 kilos
- ☐ Limones – bolsa de 2 libras o 900 gramos
- ☐ Limas – bolsa de 2 libras o 900 gramos

VERDURAS

- ☐ Remolacha – 1 manojo
- ☐ Apio – 1 manojo
- ☐ Zanahorias – bolsa de 2 libras o 900 gramos
- ☐ Ajo – paquete de 3 onzas o 85 gramos o bote de 4,5 onzas o 130 gramos
- ☐ Jícama – 1 libra o 450 gramos
- ☐ Menta – 1 manojo
- ☐ Cebollas – bolsa de 2 libras o 900 gramos
- ☐ Perejil – 1 manojo
- ☐ Chirivías – bolsa de 1 libra o 450 gramos
- ☐ Papas – bolsa de 2 libras o 900 gramos
- ☐ Rábanos – 1
- ☐ Chalotas – paquete de 3 onzas o 85 gramos
- ☐ Batatas – bolsa de 2 libras o 900 gramos
- ☐ Nabos**– 1 libra o 450 gramos
- ☐ Calabaza**– 2 libras o 900 gramos

ENLATADOS Y EMPAQUETADOS

- ☐ Té verde – 40 bolsitas de té
- ☐ Café – recipiente de 30,5 onzas o 865 gramos
- ☐ Agua con gas – 6 botellas de 16 onzas o 450 gramos
- ☐ Té – paquete de 15 bolsitas de té
- ☐ Estevia – paquete de 16 onzas o 450 gramos
- ☐ Frijoles rojos – 1 paquete de deshidratados o lata de 10 onzas o 280 gramos
- ☐ Frijoles negros – 2 paquetes de deshidratados o 2 latas de 10 onzas o 280 gramos

- Frijoles norteños o blancos – 1 paquete de deshidratados o lata de 10 onzas o 280 gramos
- Habas de lima – 1 paquete de deshidratados o lata de 10 onzas o 280 gramos
- Mayonesa light Smart Balance – bote de 16 onzas o 450 gramos
- Proteína vegetal en polvo – recipiente de 1 libra o 450 gramos
- Mantequilla de anacardos – bote de 8 onzas o 225 gramos+
- Mantequilla de almendras – bote de 8 onzas o 225 gramos+
- Mantequilla de cacahuates sin gluten – bote de 8 onzas o 225 gramos
- Avena – paquete de 16 onzas o 450 gramos
- Sopa de frijoles negros – 2 latas de 19 onzas o 540 gramos, o casera (congelada en raciones de ½ –1 taza y descongelada)
- Sopa de guisantes, lentejas, o minestrone – 4 latas de 19 onzas o 540 gramos, o casera (congelada en raciones de ½ –1 taza y descongelada)
- Sopa de verduras – 5 latas de 19 onzas o 540 gramos, o casera (congelada en raciones de ½ –1 taza y descongelada)

FRUTOS SECOS Y SEMILLAS
- Almendras – 1 libra o 450 gramos (completas)
- Anacardos – 1 libra o 450 gramos (completos)
- Nueces de macadamia – bote de 10 onzas o 280 gramos
- Cacahuates – 1 bote de 1 libra o 450 gramos (sin sal)
- Pacanas – 1 libra o 450 gramos (completas)

- Pistachos – 1 libra o 450 gramos
- Semillas de calabaza – paquete de 10 onzas o 280 gramos (sin sal)
- Semillas de girasol – paquete de 8 onzas o 225 gramos (sin sal)
- Nueces – 1 libra o 450 gramos (completas)

CONGELADOS
- Beicon de pavo – paquete de 16 onzas o 450 gramos, dividido y congelado
- Hamburguesas vegetales – paquete de 8 onzas o 225 gramos
- Hamburguesas de pavo – paquete de 8 onzas o 225 gramos
- Edamame – 2 paquetes de 16 onzas o 450 gramos
- Cebollas – paquete de 8 onzas o 225 gramos
- Tortitas sin gluten – paquete de 8–10 onzas o 225–280 gramos
- Fruta congelada – paquetes de 14 onzas o 400 gramos de su elección

LÁCTEOS/HUEVOS
- Leche de coco o de almendra – 1 galón o 3,7 litros cada dos semanas
- Huevos orgánicos – 1 docena
- Queso parmesano – trozo de ¼ de libra o 112 gramos
- Queso feta – recipiente de 6 onzas o 170 gramos
- Mantequilla orgánica – 1 libra o 450 gramos
- Yogurt griego natural – 1 bote de 32 onzas o 900 gramos

+ *guardado en refrigerador*
* *guardado en congelador*
** *cuando esté de temporada*

LISTA DE LA COMPRA – SEMANA 1 (DÍAS 1-7)

FRUTAS
- [ ] Albaricoque – 1
- [ ] Bananas – 4
- [ ] Arándanos – paquete de 6 onzas o 170 gramos
- [ ] Melón – 1
- [ ] Toronja – 1 pequeña
- [ ] Kiwi – 1
- [ ] Pera – 1
- [ ] Frambuesas – paquete de 6 onzas o 170 gramos
- [ ] Uvas sin semilla o cerezas – 1 recipiente pequeño
- [ ] Fresas – paquete de 16 onzas o 450 gramos
- [ ] Sandía – 1 pequeña

VERDURAS
- [ ] Espárragos – 3 manojos
- [ ] Aguacates – 3
- [ ] Brotes de soja – paquete de 4 onzas o 110 gramos
- [ ] Brócoli – provisión para 7 días
- [ ] Col – 1
- [ ] Coliflor – 2
- [ ] Maíz – 1 mazorca
- [ ] Pepinos – provisión para 7 días
- [ ] Berenjena – 2
- [ ] Habas – 1 bolsa del tamaño de 1 ración – llena
- [ ] Judías verdes – provisión para 7 días
- [ ] Col rizada – provisión para 7 días
- [ ] Champiñones – provisión para 7 días
- [ ] Pimientos (colores variados) – provisión para 7 días
- [ ] Pimiento morrón – 1 bote pequeño
- [ ] Hojas de ensalada (endivia, espinacas, col rizada, brotes de soja, lechuga iceberg, romana) – provisión para 7 días, 2 ensaladas por día
- [ ] Calabacín para espaguetis – 1 pequeño
- [ ] Calabaza y calabacines – provisión para 7 días
- [ ] Tomates – provisión para 7 días
- [ ] Calabacín – 4 de tamaño mediano

CARNE
- [ ] Pechuga de pollo sin piel y sin huesos – 2*
- [ ] Cangrejo*
- [ ] Res extra magra (filete pequeño)*
- [ ] Lenguado*
- [ ] Caballa*
- [ ] Filete de salmón*
- [ ] Gamba (grande)*
- [ ] Lomo de pavo – 4*
- [ ] Filete de pescadilla*

la cantidad varía según el género (ver plan de comidas)

LISTA DE LA COMPRA — SEMANA 2 (DÍAS 8-14)

FRUTAS
- ☐ Bananas – 4
- ☐ Moras – paquete de 6 onzas o 170 gramos
- ☐ Arándanos – paquete de 6 onzas o 170 gramos
- ☐ Higos – 1
- ☐ Toronja – 1
- ☐ Mango – 1
- ☐ Nectarina o durazno – 1
- ☐ Piña – 1 pequeña
- ☐ Ciruela o mandarina – 1
- ☐ Fresas – paquete de 16 onzas o 450 gramos

VERDURAS
- ☐ Aguacates – 2
- ☐ Brócoli – provisión para 7 días
- ☐ Coles de Bruselas – 1 bolsa del tamaño de 1 ración – llena
- ☐ Pepinos – provisión para 7 días
- ☐ Berenjenas – 2
- ☐ Habas – 1 bolsa del tamaño de 1 ración – llena
- ☐ Hinojo – 1 cabeza
- ☐ Judías verdes – provisión para 7 días
- ☐ Champiñones – provisión para 7 días
- ☐ Ocra – 1 bolsa del tamaño de 1 ración – llena
- ☐ Pimientos (variedad de colores) – provisión para 7 días
- ☐ Hojas de ensalada (endivia, espinacas, col rizada, brotes de soja, lechuga iceberg, romana) – provisión para 7 días, 2 ensaladas por día
- ☐ Espinacas – provisión para 7 días
- ☐ Guisantes – 1 bolsa del tamaño de 1 ración – llena
- ☐ Acelgas – 1 manojo del tamaño de 1 ración
- ☐ Tomates – provisión para 7 días

ENLATADOS Y EMPAQUETADOS
- ☐ Humus – recipiente de 6 onzas o 170 gramos

CARNE
- ☐ Pechuga de pollo sin piel y sin huesos – 5*
- ☐ Res extra magra (filete pequeño) – 2*
- ☐ Filete de bagre*
- ☐ Cangrejo de río*
- ☐ Gamba (grande)*
- ☐ Filete de salmón*
- ☐ Escalopes*
- ☐ Filete de tilapia*
- ☐ Lomo de pavo*

la cantidad varía según el género (ver plan de comidas)

LISTA DE LA COMPRA — SEMANA 3 (DÍAS 15–21)

FRUTAS

- [ ] Bananas – 1
- [ ] Moras – paquete de 6 onzas o 170 gramos
- [ ] Arándanos – paquete de 6 onzas o 170 gramos
- [ ] Clementina o mandarina – 1
- [ ] Toronja – 1
- [ ] Uvas – 1 racimo pequeño
- [ ] Kiwi – 1
- [ ] Papaya o mango – 1
- [ ] Pera o granada – 1
- [ ] Mandarina o naranja – 1
- [ ] Fresas – paquete de 16 onzas o 450 gramos

VERDURAS

- [ ] Espárragos – 3 manojos
- [ ] Brócoli – provisión para 7 días
- [ ] Coliflor – 2
- [ ] Maíz – 1 mazorca
- [ ] Pepinos – provisión para 7 días
- [ ] Berenjena – 2
- [ ] Judías verdes – provisión para 7 días
- [ ] Puerros – 1 manojo
- [ ] Champiñones – provisión para 7 días
- [ ] Ocra – 1 bolsa del tamaño de 1 ración – llena
- [ ] Calabaza – 2 de tamaño mediano
- [ ] (variedad de colores) – provisión para 7 días
- [ ] Champiñones portabella – 2 grandes

- [ ] Hojas de ensalada (endivia, espinacas, col rizada, brotes de soja, lechuga iceberg, romana) – provisión para 7 días, 2 ensaladas por día
- [ ] Guisantes – 1 bolsa del tamaño de 1 ración – llena
- [ ] Hojas de nabo o bok choy – 1 manojo
- [ ] Tomatillos – 3 (para salsa)
- [ ] Calabacín – 2 de tamaño mediano

CARNE

- [ ] Pechuga de pollo sin piel y sin huesos*
- [ ] Filete de bagre*
- [ ] Filete de salmón*
- [ ] Gamba (grande)*
- [ ] Res extra magra (filete pequeño) – 2*
- [ ] Pavo molido*
- [ ] Filete de trucha*
- [ ] Atún*
- [ ] Lomo de pavo*
- [ ] Pescado blanco*

la cantidad varía según el género (ver plan de comidas)

Apéndice C

PESTICIDAS EN FRUTAS Y VERDURAS

La cantidad de pesticidas en frutas y verduras depende de varios factores, entre los que se incluyen el tipo de planta, cómo se cultiva, su piel, cómo se riega, y la duración de la temporada de cultivo. Según el Grupo de Trabajo sobre el Medioambiente (EWP, por sus siglas en inglés), hay una "docena sucia" de frutas/verduras que tienen mayores cantidades de pesticidas y "quince limpios" de frutas/verduras con menores cantidades de pesticidas.

La Docena sucia:

1. Manzanas
2. Duraznos
3. Nectarinas
4. Fresas
5. Uvas
6. Apio
7. Espinacas
8. Pimiento morrón
9. Pepinos
10. Tomates cherry
11. Guisantes (importados)
12. Papas

Los Quince limpios:

1. Aguacates
2. Maíz dulce
3. Piñas
4. Col
5. Guisantes (congelados)
6. Cebollas
7. Espárragos
8. Mangos
9. Papayas
10. Kiwi
11. Berenjena
12. Toronja
13. Melón
14. Coliflor
15. Batatas

Apéndice D

MERCURIO EN LISTA DE PESCADOS

La cantidad de mercurio en el pescado depende de factores como el tipo de pescado, lo que come y dónde vive. Según el Consejo de Defensa de los Recursos Naturales, esta es la recomendación para comer pescado:

- **Pescado con menos mercurio** *(comer libremente):* anchoas, palometa, bagre, almejas, cangrejo (doméstico) cangrejo de río/ langosta, umbrina (Atlántico), lenguado, abadejo (Atlántico), merluza, arenque, caballa (Atlántico N., bagre), mújol, ostra, perca (océano), platija, abadejo, salmón (enlatado o fresco), sardina, vieira, sábalo (estadounidense), gamba, lenguado (Pacífico), calamar, tilapia, trucha (agua dulce), pescadilla, y merlán.
- **Pescado con mercurio moderado** *(comer 6 raciones o menos al mes):* lubina (rayada, negra), carpa, bacalao (Alaska), umbrina (blanca, Pacífico), halibut (Atlántico, Pacífico), pez jacksmelt, pejerrey, bogavante, mahi mahi, rape, perca (agua dulce), pez sable, pez raya, pargo, atún (enlatado, en pedazos), y corvina pinta (trucha de mar).
- **Pescado con mercurio elevado** *(comer 3 raciones o menos al mes):* pez azul, mero, caballa (española, del Golfo), róbalo (chileno) y atún (bonito del norte enlatado, aleta amarilla)
- **Pescado con más mercurio** *(evitar comerlo):* caballa (rey), pez espada, emperador, tiburón, pez espada, azulejo y atún (ojo grande, ahi)

Apéndice E

TEST ALCAT

He utilizado el Test Alcat con muchos pacientes que necesitan aclarar a qué alimentos reacciona su cuerpo y por qué. La prueba mide las reacciones no mediadas por la inmunoglobulina E a alimentos, sustancias químicas, y otras sustancias. Según Alcat:

> El Test Alcat es un test de estimulación inmune con base de laboratorio en el cual los WBC (recuentos leucocitarios) del paciente son desafiados con varias sustancias, entre las que se incluyen alimentos, aditivos, colorantes, sustancias químicas, hierbas medicinales, alimentos funcionales, hongos, y compuestos farmacéuticos. El conjunto único de respuestas del paciente ayuda a identificar sustancias que pueden desencadenar reacciones del sistema inmunitario potencialmente dañinas. El Test Alcat clasifica de modo objetivo la respuesta del paciente a cada sustancia del test como reactiva, límite, o no reactiva. Basada en estas clasificaciones, puede designarse una dieta personalizada de eliminación/rotación para eliminar efectivamente los desencadenantes concretos de activación crónica del sistema inmunológico. Al reducir esta carga continuada, y en particular al revertir la inflamación sostenida y destructiva que produce, pueden mejorarse las funciones corporales y el equilibrio del sistema inmunológico.

Visite drcolbert.com para solicitar el Test Alcat.

Apéndice F

SUPLEMENTOS

Dependiendo de su salud y su enfermedad, puedo sugerirle uno o más suplementos para ayudarle a que acelere en su camino hacia la salud. Todos los suplementos son recomendaciones. Para analizar los suplementos, visite www.drcolbert.com. Puede hacer sus pedidos en cualquier momento.

Divine Health Nutritional Products
shop.drcolbert.com
(407) 732-6952

1. Green Supremefood: Un polvo nutricional integral con hierbas fermentadas y verduras.
2. Red Supremefood: Un polvo nutricional integral con frutas antienvejecimiento.
3. Proteína vegetal fermentada
4. Multivitamina mejorada

Apéndice G

EL GLUTEN ESTÁ EN TODAS PARTES

Según la Fundación contra la Enfermedad Celíaca (celiac.org), hay muchas fuentes de gluten. Los siguientes granos y sus derivados son fuentes de gluten:

- Trigo; variedades y derivados del trigo como: granos de trigo integral, trigo candeal, farro, semolina, espelta, sémola, graham, trigo KAMUT khorasan, trigo einkorn
- Centeno
- Cebada
- Triticale
- Malta en diversas formas, incluyendo: harina de cebada malteada, leche de malta o batidos, extracto de malta, sirope de malta, condimento de malta, vinagre de malta
- Levadura de cerveza
- Fécula de trigo que no ha sido procesada para eliminar la presencia de gluten a por debajo de 20 partes por millón y adherirse a la ley de etiquetado de la FDA (Administración de Alimentos y Medicamentos)

Hay muchos productos alimenticios que pueden contener estas fuentes de gluten, con frecuencia de maneras ocultas o inesperadas. Lea siempre las etiquetas de cualquier producto alimenticio que esté comprando si la etiqueta no especifica "sin gluten". Los productos etiquetados como "sin gluten" no necesariamente están libres de gluten. Pueden contener espelta (una forma de trigo), centeno, o ingredientes con base de cebada que no están libres de gluten. Para confirmar si algo es sin gluten, asegúrese de consultar la lista de ingredientes del producto.

Según la FDA, si un alimento contiene fécula de trigo, solo puede etiquetarse como sin gluten si ese producto ha sido procesado para eliminar el gluten, y prueba estar por debajo de 20 partes por millón de gluten. Con la promulgación de esta ley el 5 de agosto de 2014, los individuos celíacos o con intolerancia al gluten pueden estar seguros de que un alimento que contenga fécula de trigo y está etiquetado como sin gluten no contiene más de 20ppm de gluten. Si un producto etiquetado sin gluten contiene fécula de trigo en la lista de ingredientes, debe estar seguido por un asterisco que explique que el trigo ha sido procesado suficientemente para adherirse a los requisitos de la FDA para el etiquetado sin gluten.

Alimentos comunes que contienen gluten:
- Pastas: raviolis, bolas de masa, cus cús, y gnochis
- Fideos: ramen, udon, soba (los que están hechos solo con un porcentaje de harina de trigo sarraceno), chow mein, y fideos de huevo (Nota: los fideos de arroz y de frijol mungo no tienen gluten)
- Panes y masas: croissants, pita, naan, bagels, pan sin levadura, pan de maíz, pan de papa, muffins, rosquillas, rollitos
- Galletas saladas: pretzels, Goldfish, graham
- Horneados: pasteles, galletas, masa quebrada, brownies
- Cereales y barritas: los copos de maíz y el hojaldre de arroz a menudo contienen extracto de malta/condimentos, las barritas a menudo se hacen con avena normal y no con avena sin gluten
- Alimentos para desayuno: tortitas, gofres, tostada francesa, crepes, biscotes

- Mezcla para panes y coberturas: pan rallado panko
- Croutóns: rellenos, aliños
- Salsas (pueden utilizar harina de trigo como espesante): salsa de soja tradicional, salsas cremosas hechas con mezcla de harina y grasas
- Tortillas de harina
- Cerveza (a menos que especifique sin gluten) y cualquier bebida de malta
- Levadura de cerveza
- Cualquier otra cosa que utilice como ingrediente "harina de trigo"

NOTAS

1. http://www.fda.gov/ForConsumers/ConsumerUpdates/ucm372915.htm
2. http://www.ub.edu/web/ub/en/menu_eines/noticies/2013/02/070.html
3. William Davis, *Wheat Belly* (New York, NY: Rodale, 2011).
4. Ibid.
5. David Perlmutter, *Grain Brain* (New York, NY: Little, Brown and Company, 2013).
6. https://www.organicconsumers.org/news/ spilling-beans-unintended -gmo-health-risks
7. http://www.centerforfoodsafety.org/issues/311/ge-foods/ge-food-and -your-health
8. http://bamboocore tness.com/not-so-sweet-the-average-american -consumes-150-170-pounds-of-sugar-each-year/
9. Daniela Jakubowicz, Maayan Barnea, Julio Wainstein, Oren Froy. "High caloric intake at breakfast vs. dinner differentially influences weight loss of overweight and obese women", Obesity, 2013; DOI: 10.1002/oby.20460.
10. http://www.timeso srael.com/want-to-lose-weight-make-breakfast-your -big-meal-and-have-dessert-with-it/
11. http://www.cdc.gov/heartdisease/facts.htm
12. http://www.forbes.com/sites/leahbinder/2013/09/23/stunning-news-on -preventable-deaths-in-hospitals/
13. http://www.healthline.com/health/rheumatoid-arthritis-complications #ComplicationsofRheumatoidArthritis1
14. https://www.aaemonline.org/gmo.php
15. http://www.hu ngtonpost.com/margie-kelly/genetically-modified-food _b_2039455.html
16. Thomas N. Seyfried, *Cancer as a Metabolic Disease: On the Origin, Management, and Prevention of Cancer* (Hoboken, NJ: Wiley, 2012).
17. http://www.alz.org/facts/
18. http://www.mayoclinic.org/diseases-conditions/dementia/basics/prevention /con-20034399
19. *AGING*, vol 6, no 9, pp. 707–717, The Reversals of Cognitive Decline: A Novel Therapeutic Program by Dale E. Bredesen and Mary S. Easton Center for Alzheimer's Disease Research, Departmento de Neurología, Universidad de California, Los Ángeles, CA 90095 y Buck Institute for Research on Aging, Novato, CA 94945.
20. http://www.fda.gov/Food/IngredientsPackagingLabeling/ FoodAdditivesIngredients/ucm328728.htm

21. https://food-nutrition.knoji.com/the-facts-about-msg-and-your-health/

22. http://www.healthline.com/health/adhd/facts-statistics-infographic#1

23. http://www.adaa.org/about-adaa/press-room/facts-statistics

24. http://www.adaa.org/about-adaa/press-room/facts-statistics

25. http://www.nimh.nih.gov/health/statistics/prevalence/any-anxiety-disorder
-among-adults.shtml

26. http://www.adaa.org/about-adaa/press-room/facts-statistics

27. RC Kessler, WT Chiu, O Demler, EE Walters, "Prevalence, severity, and comorbidity of 12-month DSM-IV disorders in the National Comorbidity Survey Replication", *Arch Gen Psychiatry* 2005;62:617–627; ver también http://www.ncbi.nlm.nih.gov/pubmed/15939839

28. CJL Murray, AD Lopez, *The Global Burden of Disease: A Comprehensive Assessment of Mortality and Disability from Diseases, Injuries and Risk Factors in 1990 and Projected to 2020* (Ginebra, Suiza; World Health Organization, 1996).

29. DP Chapman, GS Perry, TW Strine, "The vital link between chronic disease and depressive disorders", *Prev Chronic Dis* 2005;2(1):A14.

30. Brian Mast, *Know Love, Live Loved* (Nashville, TN: Book Ripple, 2015).

ACERCA DEL AUTOR

El Dr. Don Colbert se graduó de la Facultad de Medicina ORU en 1984. Después se mudó a Florida Central, donde hizo su internado y residencia en el Hospital de Florida. Durante más de veinticinco años, el Dr. Colbert ha practicado la medicina en Florida Central. Ha estado certificado por más de veinticinco años en la práctica de la medicina familiar, y es especialista en medicina antienvejecimiento. El Dr. Colbert es también un autor de éxitos de venta del *New York Times* que ha escrito más de cuarenta libros.

El Dr. Colbert ha ministrado salud y sanidad a miles de personas. Es un invitado frecuente de John Hagee, Joyce Meyer, Kenneth Copeland, James Robison, Jim Bakker, y otros líderes en el cuerpo de Cristo. También ha sido presentado en *The Dr. Oz Show*, Fox News, ABC World News, la BBC y el *Readers Digest, News Week*, la revista *Prevention*, y muchos otros lugares.

El Dr. Colbert ofrece seminarios y charlas sobre diversos temas, entre los que se incluyen "Cómo mejorar su salud", "Los efectos del estrés y cómo vencerlo", "Emociones mortales" y "Los 7 pilares de la salud". Mediante su investigación y su caminar con Dios, el Dr. Colbert ha recibido una perspectiva única que ha ayudado a miles de personas a mejorar sus vidas.

Para contactar con la oficina del Dr. Colbert, puede hacerlo vía:

Internet: www.drcolbert.com

Teléfono: 407-331-7007

Fax: 407-331-5777

Email: info@drcolbert.com

Facebook: facebook.com/DonColbertMD

Twitter: @DonColbert

SI LE GUSTÓ ESTE LIBRO, ¿CONSIDERARÍA COMPARTIR EL MENSAJE CON OTRAS PERSONAS?

Mencione el libro en un blog o mediante Facebook, Twitter, Pinterest, o suba una fotografía a Instagram.

Recomiende este libro a quienes están en su grupo de hogar, club de lectura, lugar de trabajo, y clases.

Vaya a facebook.com/DonColbertMD, dé "like" a la página, y ponga un comentario sobre lo que más le gustó.

Escriba en Twitter "Recomiendo leer #LetFoodBeYourMedicine by @DonColbert // @worthypub"

Agarre un ejemplar para alguien que conozca y que sería retado y alentado por este mensaje.

Escriba una reseña del libro en línea.

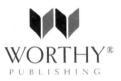

Visítenos en worthypublishing.com

twitter.com/worthypub

worthypub.tumblr.com

facebook.com/worthypublishing

pinterest.com/worthypub

instagram.com/worthypub

youtube.com/worthypublishing